LES

Philtres Magiques

triomphateurs

de l'Amour

et de la Femme

—

AUX GALERIES LAFERRIÈRE
MAISON GUÉRIN
17 et 17 bis, Rue Laferrière, (Téléph. 125-20)
PARIS

LES PHILTRES MAGIQUES

TRIOMPHATEURS

de l'Amour et de la Femme

LES

Philtres Magiques

Triomphateurs de l'Amour

et de la Femme

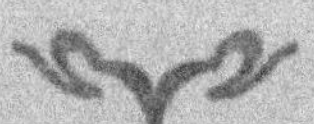

COMPTOIR DE LIBRAIRIE
LES GRANDS MAGASINS
AUX GALERIES LAFERRIÈRE
DIRECTION GUÉRIN
17 et 17 *bis*, Rue Laferrière, (Télép. 125-26)
PARIS

AVIS

La préparation des Philtres énoncés dans les chapitres qui vont suivre, nécessitent l'emploi de substances et d'appareils divers, dont la recherche est parfois difficile.

Pour faciliter nos lecteurs, nous nous tenons à leur disposition, pour leur trouver et leur expédier tout ce dont ils peuvent avoir besoin.

Voir, à ce sujet, à la fin du volume, la liste des prix et les conditions d'envoi.

INTRODUCTION

Alors que du néant eut splendi la première
clarté, encore tressaillant, dans l'abolissement
de l'immense nuit dissipée, le monde parut.

Parmi l'éblouissant éveil des choses et l'émer-
veillement des primordiales floraisons, un homme, — comme l'enfant naissant] paraît au jour
ensanglanté de la pourpre des chairs, — le premier homme encore couvert d'ombre, va, seul,
vers la Lumière.

Après l'écrasement de son énorme stupeur,
envahi de béatitude, il se laisse aller à la trou-
blante joie de vivre. Mais une inquiétude étrange l'émeut soudain, un quelque chose qu'il ne
sait et qu'il se prend instinctivement à désirer,
l'attire vers l'inconnu. Il ne saurait y résister et
il cherche, il cherche éperdûment. Et quand, las,
le soir il s'endort de son premier sommeil, une
tristesse déjà alourdit sa pensée. Mais bientôt les
clartés renaissent. Dans la fête du lendemain,
aux chants de la nature bruissante d'ivresse

et de vie, l'Homme ouvrant les yeux, aperçoit sommeillant à son côté, un autre être qu'il ne connaît pas. Son premier geste est d'effroi, puis dans une pose de combat il surveille cet autre Lui qui l'épouvante. Mais en son âme un apaisement se fait, il entend comme une voix très douce qui lui parle. Ses regards s'attardent et détaillent complaisamment les grâces de cet être qui ne lui semble plus redoutable du tout.

Il n'a rien d'effrayant en effet.

Son pur visage tout plein de sourire est doux, de longs cheveux s'échappant en ondes dorées et caressantes qui lui font un lit de molle clarté, son corps blanc et rose est taché de soyeuses blondeurs ; un de ses bras est replié sous sa tête penchée, tandis que l'autre avec un geste d'adorable pudeur, barre son corps impudiquement étendu.

L'Homme subit l'attirance des charmes qui s'offrent là. Il s'avance timidement. Et bientôt à genoux, ses mains jointes comme en extase, il se laisse aller à l'admiration qu'il ressent.

Son oreille attentive surprend le souffle berceur qui fuit des lèvres rouges, cependant que ses yeux suivent l'ondulation de la ferme et ronde poitrine soulevée en cadence. Il se penche, encore, fasciné, il se grise de la caresse embau-

mée de l'haleine et soudain, irrésistiblement
poussé, sous l'enivrant vouloir de son premier
désir, Adam colle aux lèvres d'Hawah ses lèvres
enflammées d'amour, pendant qu'à l'infini se
prolonge l'ivresse du premier baiser.

Le monde entier en dut tressaillir et les cieux
durent s'illuminer à cette heure suprême de la
révélation.

C'est de cette heure-là que date le commencement du monde.

Ils s'en furent après tous les deux enlacés.
Adam à chaque étonnement d'Hawah répond
par un baiser, par une caresse nouvelle.

Elle est gracieuse et va de surprise en surprise
et sa joie éclate, sa bonne joie de vivre.

— Ah ! les belles fleurs bleues, blanches, violettes et les doux parfums qu'elles exhalent !...
Ah ! les grands arbres chargés de fruits savoureux, et pleins de murmures et du gazouillement
des oiseaux cachés dans les feuilles caressées de
tiède brise ; et ces ruisselets qui frisselisent gaie-
ment la cristaline chanson de leurs eaux vives,
et ces mousses — molles et fraîches discrètement voilées de l'ombre qui tombe de ses branches vertes. Comme il ferait bon de s'y étendre
et s'alanguir dans la paix des choses lasses et
somnolantes déjà. Viens...

La Femme à son tour a deviné les raffinements qui donnent aux plaisirs d'amour cette saveur étrange et rare des extases, après les écrasantes brutalités.

— Viens !

Et l'amant se grise de voluptés ignorées et impressenties même. De ses lèvres ardentes s'échappe le sublime chant d'amour que sylphes énamourés emportent au loin, et répandent par le monde révélateur des troublantes voluptés caressantes comme un frisson d'amour.

Des jours passent illuminés de tendresses, enivrés de caresses et de baisers.

Ils n'ont qu'à s'aimer, ils n'ont été créés que pour cela et ils s'aiment éperdûment, sans lassitude.

Mais Hawah à son tour fut prise d'une terrible curiosité, nous apprend l'Écriture. — Il était un arbre, l'arbre de la science, sur lequel paraît une farouche interdiction. Qu'était cet arbre ? quelle était cette science ? un mythe !... Seulement placé là pour éprouver leur faiblesse à eux, pauvres ignorants.

Des fruits pendaient à ces branches. Ces fruits en eux-mêmes n'avaient cependant rien de remarquable ; ils étaient ronds et blonds avec des teintes rouges éparses ainsi que sur leur route déjà, ils en avaient vu beaucoup. Mais Dieu leur avait dit : Je vous permet de goûter à tout ce qui vous plaira dans le Paradis et jusqu'à la satiété même, mais je vous défends formellement de toucher aux fruits de cet arbre.

— Que peuvent être ces fruits ! songeait Hawah toute troublée de désir.

Elle songea tant et tant que son désir, plus fort que toutes les défenses et tous les ordres de Dieu, la conduisit un jour au pied du pommier interdit. Là, une hésitation retint encore sa main levée.

— Bah ! personne ne me voit et puis je veux savoir enfin ce que peut être ce fruit mystérieux !

Et d'un geste brusque elle arracha la pomme toute proche qui semblait s'offrir à elle.

Adam s'effara d'abord, mais un sourire, puis une caresse le calmèrent et tous les deux enlacés comme à la première heure, ils mangèrent délicieusement le fruit défendu.

La faute était commise. Et quand ils s'en furent chassés par la colère divine, Hawah devinant les pensées mauvaises qui troublaient son amant muet la tête baissée elle lui dit :

— « Pardon ami, pour ma faute, et console-toi mes filles auront l'éternité pour consoler leurs frères ! »

Un long baiser d'amour scella leurs lèvres une autre fois, pendant que sur leurs têtes grondaient encore les menaces du Maître.

Mais l'amour avec le monde venait de naître et depuis lors il a été l'objet de toutes les joies mais aussi de tous les tourments de l'humanité, car un amour sans espoir est le tourment le plus pénible, rien de plus cruel que d'aimer et d'être dédaigné, et il n'existe pas de situation plus désespérée, que celle d'un jeune homme, dont l'amour fidèle et le dévouement sans borne ne rencontrent que tromperie et infidélité.

La conquête d'une femme est donc digne d'efforts. Les plus grands hommes ont reconnu combien ils devaient à l'amour et aux relations d'une femme aimée, combien leur caractère a gagné en douceur et perdu en rudesse, et surtout de combien de pures jouissances ils auraient dû se passer sans elle.

Celui qui n'a jamais aimé ne peut avoir aucune idée des pures jouissances de deux êtres qui s'aiment. Combien sont heureux deux cœurs innocents qui sont animés, pour la première fois du feu sacré de l'amour, et qui se plairaient à donner libre cours à leurs sentiments pleins de douceur et de sincerité, mais qui n'ont pas le courage de traduire par des paroles, ce que les yeux et la physionomie ont pourtant reconnu et affirmé.

Mais, lorsqu'enfin la confession si longtemps contenue échappe aux lèvres craintives et qu'en signe d'assentiment elle a été payée d'une poignée de mains qui émotionne profondément, alors seulement ils vivent entièrement l'un pour l'autre.

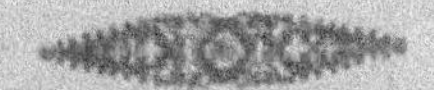

LE PREMIER PHILTRE D'AMOUR
EST LA BEAUTÉ

Dans une communication faite à l'Académie de Médecine, c'est-à-dire à la plus haute assemblée savante du monde entier :

— « Les enfants étant si beaux, pourquoi faut-ils que les adultes soient si laids ! » s'écrie le docteur Jacquet, le distingué médecin de l'hôpital Saint Antoine.

— C'est pour une part, répond-il, parce que la vie nous enlaidit ; c'est aussi dans une certaine mesure, à cause de notre manière de vivre.

M. Jacquet cite, en détail, deux observations de jeunes filles à face huileuse et rouge, cramoisie et brûlante après le repas et fréquemment inondée de sueur. Or, ces jeunes filles mangent « goulûment » ; elles sont gastralgiques ; et c'est leurs digestions laborieuses qui produisant graduellement une excitation et un surfonctionnement des vaisseaux et des glandes cutanées de la face, sont causes des accidents signalés, de la difformité et de la laideur qui en résultent.

« Le visage, dit-il, plus encore que la langue, est le miroir de l'estomac. »

Si donc vous voulez rester belle — car ceci a surtout de l'importance pour la femme — mangez doucement et mâchez avec soin. N'oubliez pas que la manière de manger est aussi importante que ce qu'on mange.

Vous arriverez ainsi à supprimer la surexcitation digestive qui tend à congestionner le visage et à l'enlaidir.

M. Jacquet ne dissimule pas que cette prescription est très difficile à observer.

« La plupart de nos contemporains sont *tachyphage* ; c'est une habitude d'enfance. »

Ensuite il faut instituer un massage rationnel, dont M. Jacquet indique toutes les phases et qu'il dénomme « massage plastique ».

Il s'excuse, en terminant, d'avoir entretenu l'Académie d'une maladie légère qui dépare plus qu'elle ne menace. « Mais il faut considérer dit-il, que pour la plus gracieuse partie de l'humanité, ne pas charmer est une souffrance, déplaire est un supplice. Le médecin se doit aussi à ses misères. »

Pour remédier à cette difficulté d'une mastication lente et mesurée, pour obtenir tous les bons effets d'une digestion facile sans autre précaution à observer, il suffit de prendre à son repas avant ou après, indifféremment un petit verre de Jouventine.

LA BEAUTÉ

Le corps de la femme est un poème
que Dieu inspiré écrivit un jour dans
le grand album de la nature.

(Heine.)

Des milliers de poètes, de peintres et de sculpteurs ont, depuis que le monde existe, célébré la beauté de la femme par la parole et par la plastique ; et même d'austères savants n'ont pas craint d'assembler des théories sur l'idéal de la beauté féminine ; et la foule admire leurs œuvres, se range docilement à leur avis. Mais elle oublie que la nature toute puissante crée chaque jour, dans son inépuisable fécondité, des êtres féminins bien plus beaux que toutes les conceptions de l'art et de la science, et devant lesquels elle passe sans les voir, faute d'un connaisseur qui lui crie : « Regarde ici la beauté vivante en chair et en os. »

« Etudie soigneusement la nature — écrit Albert Dürer (1), au début du XVIᵉ siècle — suis-

(1) *Proportionslehre*, III, 1523.

là toujours, ne t'en écarte point, mû par la sotte prétention de découvrir tout seul la beauté, car tu ferais fausse route. L'art en effet se cache dans la nature ; il appartient à celui qui sait l'y trouver Si tu t'en rends maître, il affranchira ton œuvre de plus d'un défaut. Mais ton œuvre sera d'autant meilleure qu'elle ressemblera plus à la vie. Telle est la vérité.

LA JOUVENTINE

India succus Jouventa.

La providence, Mesdames, vous a comblées de ses dons les plus précieux : — ce rayon de l'âme, la bonté, cet ornement du corps, la beauté, — mais hélas, vous le savez, les lys s'éteignent sur leurs tiges sans cesser de répandre leurs parfums et la femme est une fleur délicate que l'estomac autant que le temps flétrit.

Si les outrages du temps ont été jusqu'ici considérés comme irréparables, nous avons le bonheur et la gloire de pouvoir proclamer que nous réparons des ans le désormais réparable outrage.

Les pessimistes s'étonnent et se lamentent du lourd tribut que la misérable humanité ne cesse de payer à la maladie et à la mort.

Les pessimistes ne voient pas juste. S'il fallait, en effet, s'étonner de quelque chose, c'est qu'il y ait encore tant de monde au monde, étant donnés le nombre et l'imminence des dangers auxquels nous sommes perpétuellement exposés.

N'est-il pas vrai, par exemple, que l'homme le plus sain, le plus robuste, est littéralement « pourri » de microbes, qui sont loin d'être tous indifférents ? Tel même de ses organes, le plus essentiel de tous, l'intestin, est, en même temps qu'un réceptacle de pestilence, le lieu d'élection des pires parasites, qui, apparus là quelques heures après la naissance, ne cessent, pendant toute la vie, de pulluler à faire frémir.

Le fait est que, sans compter les saprophytes inoffensifs, on n'évalue pas à moins de quarante ou cinquante les espèces microbiennes, toutes plus virulentes les unes que les autres, domiciliées en permanence dans les replis de cet obscur et tortueux tuyau. Nous avons beau en évacuer chaque jour des centaines de millions, quand il n'y en a plus, il y en a encore. Or, c'est à ces microbes intestinaux, parmi lesquels figurent la virgule du choléra, le bacille de la fièvre typhoïde, le coli-bacille, etc., qu'incombe la responsabilité de la plupart de nos maladies, qui, neuf fois sur dix, ainsi que l'a démontré Bouchard, depuis la migraine jusqu'à l'appendicite, en passant par l'entérite, la dysenterie, l'artériosclérose, la neurasthénie, et la vieillesse elle-

même avec ses décrépitudes, ses traits parche-
minés et terreux, ses mines palottes et tirées
elle-même, procèdent d'une auto-intoxication. Il
n'est pas jusqu'à la tuberculose dont on ne commence à soupçonner le bacille de prendre, lui
aussi, par les voies digestives, de préférence aux
voix respiratoires...

Tout le monde sait, d'ailleurs, que, dans la série animale, la longévité paraît être en raison
inverse du développement de l'intestin — c'est-
à-dire de la surface d'infection.

Les animaux qui vivent les plus vieux, sont,
sans contredit, les oiseaux, dont quelques-uns,
tels que les corbeaux et les perroquets, vivent
des soixante, quatre-vingts, cent ans, et même
davantage, tandis que les mammifères dépassent
rarement la trentaine, au grand maximum. Or,
les oiseaux, en général, n'ont pas de gros intestins, tandis que, de tous les vertébrés, les mammifères sont ceux dont le tube digestif est le plus
long. L'autruche, cependant, vit guère plus de
vingt ans, mais, — suggestive coïncidence ! — à
la différence des autres volatiles, elle possède un
gros intestin !

Il s'agit donc de débarrasser les intestins des
colonies de microbes infectieux qui les corrom-
pent, et travaillent ainsi sans relâche à notre flé-

trissure d'abord à notre mort ensuite.

« Le Philtre India Succus Jouventa », c'est-à-dire le suc de Jouvence appelé Jouventine, est préparé avec des extraits fermentés de plantes dépuratives et stimulantes, très actives, provenant des Indes et découvertes par le chimiste Lenoir, l'un des descendants d'un Lenoir qui gouverna Pondichéry et se rendit célèbre au commencement du XVIIIe siècle. La Jouventine débarrasse les intestins de tous les germes nocifs qui nous empoisonnent.

En même temps qu'elle purifie et détruit tous les microbes nuisibles, la Jouventine contient tous les principes actifs de la vie et tous les éléments d'épargne ; elle répare au fur et à mesure des besoins, l'usure du travail organique. Les flétrissures qui sont les empreintes du temps résultent de l'effet des toxines meurtrissures, en même temps que du déséquilibre qui se produit entre les dépenses et la restitution par l'assimilation des éléments nutritifs et des principes vitaux utilisés.

« Pendant l'hiver alors que la sève ne circule plus, la nature se dépouille. Lorsqu'au printemps la sève monte abondamment, la jeunesse réapparaît dans les tiges flétries. Elles renaissent parce que le soleil et la terre leur donnent les

éléments revivifiants qui, pendant les mois pré-
cédents, leur ont fait défaut.

« L'hiver de la vie humaine c'est la vieillesse,
mais de même que dans les serres ou sous des
climats plus chauds les plantes fleurissent en
toute saison, de même, pour entretenir dans nos
tissus la vie ardente et le continuel printemps, il
suffit de maintenir continu l'équilibre entre les
dépenses et les recettes vitales.

« Le Philtre India Succus Jouventa » que nous
appelons la Jouventine, est ce réparateur vivi-
fiant et salutaire ; il est à la fois la sève et le
rayon de soleil : il est le suc de Jouvence qui répare les outrages du temps.

« La Jouventine est le rayon stimulant du soleil
de la vie en même temps que la sève printan-
nière des tissus et j'insiste sur ce point, car s'il
ne faisait qu'apporter les éléments nutritifs ou
riches, il ne différerait des aliments ordinaires
que par la quantité ou la qualité de ses principes assimilables, alors que tout au contraire il
concentre dans ses molécules toutes les effluves
vivantes de la nature à l'action rénovatrice de
laquelle il participe. Il semble ravir à la créa-
tion même une parcelle de sa puissance mystérieuse, pour la déverser ensuite dans nos foyers
de vitalité. En même temps qu'il conserve la jeu-

nesse, il entretient la santé qui en est le corrollaire indispensable.

« La paresse ou la fatigue vitale de l'organisme se traduit soit par une déperdition excessive qui produit une maigreur extrême soit par un empâtement des tissus qui s'épaississent, engraissent et constituent l'obésité.

« Le Philtre India Succus Jouventa » est un régulateur des fonctions organiques ; il maintient le corps dans son poids normal, ventres proéminents, les marches lourdes disparaissent comme par enchantement, sous l'influence bienfaisante de la « Jouventine » qui régularise les fonctions organiques, qui ensoleille la vie en entretenant ce foyer de la beauté qu'est la santé et sous l'influence du « beaume antique » qui permet le modelage des chairs et la disparition des bourrelets, bajoues et doubles mentons.

La Jouventine est le corrollaire indispensable de notre traitement de beauté. Chères lectrices, croyez en la vérité, ayez confiance dans nos affirmations et prenez chaque jour à l'un quelconque de vos repas un grain ou deux de Jouventine. A ce prix vous serez rayonnante de fraîcheur, de jeunesse, de beauté. Mais si vous voulez ne rien ignorer de ce qui fait le triomphe de la femme, lisez : « *Secrets d'Alcôve et d'Ultime Beauté.* »

DEUXIÈME PARTIE

LES PHILTRES TRIOMPHATEURS

CHAPITRE PREMIER

—)o(—

LES MOYENS D'EXCITER L'AMOUR

Ces moyens existent en grand nombre et comprennent ceux qui sont purement sympathiques et d'autres où la puissance d'une certaine substance a pour but d'enflammer l'amour.

Nous donnerons d'abord quelques recettes très vieilles de la première catégorie, désignées dans les livres les plus divers comme étant d'une efficacité extraordinaire.

1. On prend un anneau d'or avec un petit diamant qui n'ait jamais été serti, on l'enveloppe

Diamant non serti . . . . 25 fr.

d'un morceau de soie de forme étoilée hexagonale, découpée dans une ancienne robe de mariage et on porte ce petit paquet durant neuf
jours et autant de nuits sur le cœur entre la
chemise et le corps à un cordonnet de soie blanche. Pendant ces neuf jours on tâche de se mettre en possession d'au moins trois, tout au plus
de six des cheveux principaux de l'adorée, on
les noue avec autant de cheveux de soi-même et
pendant cette procédure on prononce trois fois
de suite mentalement et instamment le nom de
la personne dont on veut être aimée, en le faisant suivre du nom mystérieux de Schewa. Avec
le cordon ainsi confectionné on entoure l'anneau
en prononçant à chaque torsion alternativement
le nom de la vierge à ensorceler et celui de
Schewa. Après avoir remis de nouveau l'anneau
ainsi conditionné dans le morceau de soie, en
ayant soin que le côté jadis extérieur soit tourné
cette fois ci vers l'intérieur, on le jette ou l'en-
fouit sur une route qu'elle soit obligée de traverser le même jour.

Aussitôt qu'elle fait ainsi l'amour pour toi
surgira infailliblement dans son cœur

Soie de mariage découpée en forme hexagonale. . 2 fr.

Ces prescriptions mystérieuses en apparence, reposent sur une connaissance exacte des hommes et de leur psychologie.

L'anneau est le symbole de l'éternité et de l'union éternelle et indissoluble ; son aspect seul excite déjà chez les amoureux des désirs ardents. Ce n'est pas sans intention que l'inventeur prescrit également que le morceau de soie servant à envelopper l'anneau, soit prélevé d'une ancienne robe de mariage, attendu que les pensées de l'opérant sont ainsi dirigées également vers la liaison conjugale. La forme prescrite du morceau de soie à découper doit être hexagonale composée de deux triangles équilatéraux interposés, représente l'ancienne figure de sorcellerie le pied druidique qui possède la propriété d'exorciser tous les mauvais esprits. Par cela même que celui qui désire exercer l'ensorcellement, porte le petit paquet sur soi pendant neuf jours pleins, sa pensée sera orientée d'autant plus fortement sur la personne aimée, surtout qu'il devra se procurer durant le même temps les trois cheveux de cette personne ce qui l'oblige incontestablement à se rapprocher d'elle. Dans ces circonstances toutes prévues pour conduire

le timide auprès de son adorée, il pourra presque
certainement trouver l'occasion de lui faire part
de ses désirs. Mais une fois qu'il a obtenu les
cheveux et est resté quand même assez timoré
pour ne pas se prononcer, le sage inventeur magique le fait s'occuper en sa pensée, durant trois
jours de la bien-aimée et le conduit ensuite sur
un chemin que la jeune fille devra parcourir le
même jour. La recette magique maintenant efficace, lui donne finalement le courage et comme
la direction constante de ses pensées envers elle
a déjà noué en tout cas un lien moral entre eux,
le succès de sa demande sera certain.

2. De ton propre sang tu soutireras un vendredi
de printemps 15 gouttes, et avec le foie d'un pigeon tu le laisseras sécher dans un petit pot qui
n'ait jamais servi jusque là. Ensuite tu réduiras
la masse en poudre fine et tu en feras goûter à la
personne dont tu veux être aimé, environ une
demie once à la fois. Si ce moyen n'agit pas la
première fois, tu le répèteras jusqu'a trois fois.

NOTA. — Les objets et substances nécessaires à la réalisation des expériences, sont fournis par la *Maison Guérin*.

Foie de pigeon. . . . . . . 2 fr.
Pot neuf. . . . . 2 fr.

Un succès brillant en résultera certainement. Toutefois il faut éviter à tout prix de mélanger cette poudre à une boisson, mais il faut la mêler aux aliments de la personne en question.

3. A l'avant du front d'une jument, on trouve fréquemment une masse charnelle qui disparaît plus tard, une sorte de muscle frontal, déjà connu des anciens qui l'avaient surnommé « hippomanes », cette pièce infiniment efficace par l'enchantement amoureux, devra être découpée soigneusement avec un couteau neuf, de sorte qu'il n'y reste ni peau ni nerfs adhérents. On le met ensuite dans un pot neuf émaillé, et on la laisse sécher dans un four une fois le pain retiré. En la portant ensuite sur soi et en la faisant seulement toucher par la personne en question, celle-ci brûlera d'un amour violent pour le propriétaire de cette recette. Mais si l'on réussit à faire avaler à la personne, une petite partie de ce remède mélangée aux aliments ou à la boisson, l'effet est d'autant plus certain. Mais comme le vendredi est placé sous le signe de Vénus, il est judicieux de choisir ce jour pour l'essai.

Hippomanes. . . . . . 5 fr.
Pot neuf. . . . . . . 2 fr.

Un autre remède célèbre est :

4. La pomme de Vénus (pomme d'amour) ; un matin de vendredi on se rend dans un jardin fruitier contenant au moins trois pommiers. Sans prononcer une parole, et tournant le plus les yeux vers l'orient, on cueille à l'un d'eux une pomme à facettes rouges, la plus belle et la plus grande qu'on puisse trouver.

Ensuite on écrit sur un petit bout de *parchemin vierge* avec son propre sang, son prénom et surnom ainsi que celui de l'adorée. On s'ef force alors d'obtenir trois cheveux de l'adorée. on les noue avec trois de ses propres cheveux, de façon à en faire un fil avec lequel on puisse envelopper et lier le petit billet décrit plus haut. On y attache avec les mêmes six cheveux un second billet, sur lequel on peut lire le nom de « Schewa » écrit également avec votre propre sang. On sépare ensuite la pomme en deux par ties égales, on retire les pépins et on place les deux billets, liés par les cheveux entre eux, dans le creux ainsi formé. Ensuite on rattache les deux moitiés de pommes ensemble, au moyen de

Parchemin vierge. .   .   .   .   3 fr.

deux petits crochets affilés, qui devront être cou-
pés d'une *branche de myrthe* verte et on les sè-
che dans le poêle jusqu'à ce qu'ils viennent entièrement secs et durs comme des fruits secs.
Dans cet état on enveloppe la pomme de feuille
de laurier et on la place d'une façon quelconque
sans que la bien aimée s'en doute, sous son
oreiller.

L'enchantement devient efficace alors, dans la
première nuit, elle ne pourra pas dormir, mais
sans savoir pourquoi, la seconde nuit, elle sentira
qu'elle aime, et dans la troisième elle se rendra
subitement compte, que c'est toi, qui seul dans
le monde entier, elle aime de toute la force de
son âme.

5. Le soir, à la veille de la Saint-Jean on cueille — après s'y être préparé par un jeûne rigou-
reux de deux jours — vers le coucher du soleil
13 pieds de l'herbe nommée euphorbe. On sè-
che ces tiges non pas au feu, mais au soleil du
soir. On les réduit ensuite en une poudre fine à
laquelle on mélange un peu *d'ambre grise* en-

Branche de myrthe. . . . . 2 fr.
Ambre grise . . . . 3 fr.

viron trois dés pleins, tout aussi finement pul-
vérisée. On porte cette poudre en un petit sac
de lin pendant 13 jours et nuits sur le cœur et on
en répand ensuite un peu sur l'oreiller de la
personne dont on veut être aimé.

D'une efficacité aussi grande est la *poudre
magique*, tirée du cœur d'une hirondelle, d'un
pigeon et d'un moineau.

D'une grande importance et qu'il importe de
mentionner ici, sont les *pierres crapaudines*.
On tue d'un seul coup un gros crapaud gris,
mais qui ne doit pas avoir de jeunes crapauds,
on prend soin que la tête de l'animal ne soit pas
lésée. Ensuite on place son corps dans une four-
milière, où on le retrouvera au bout de trois ou
quatre jours rongé complètement jusqu'au sque-
lette. On trouvera dans la tête du crapaud deux
ou trois petites pierres. Or, si tu réussis de toucher une personne avec une de ces pierres crapaudines, qui auparavant devront être lavées
trois fois au clair de lune avec de l'eau de violette, sans qu'elle s'en aperçoive, tu l'auras en
ta puissance et, pendant sept nuits qui suivront

Poudre magique. . . . . . . 5 fr.
Crapaudine (la pierre) . . . . . 3 fr.

l'attouchement, tu peux lui faire apparaître ton image en songe.

Lorsque le matin tu places une pierre crapaudine dans chaque bottine d'une personne, celle-ci ne pourra éviter de te rencontrer dans la journée.

La recette suivante est également seulement à l'usage des femmes : On confectionne un petit sac de soie rouge et on y enferme trois trèfles à quatre feuilles, ensuite on recoud le sac avec de la soie jaune ou blanche. Si l'on peut arriver à introduire et à coudre ce sac dans l'habit de l'homme aimé, de façon qu'il repose exactement au-dessus du cœur, il t'aimera infailliblement.

La procédure suivante est un peu lugubre, mais facile à exécuter et mérite d'être recommandée aux jeunes filles amoureuses. Lorsqu'une femme âgée de 70 ans ou plus vient à mourir, on frotte dans la nuit, entre minuit et une heure, la poitrine du cadavre avec un *morceau de drap léger*, ensuite on porte ce morceau pendant neuf jours directement sur le corps, on y fait tomber quelques gouttes de sang de sa propre main gau-

Trèfle à quatre feuilles. . . . . 1 fr.
Morceau de drap léger . . . . . . 10 fr.

che, puis on le brûle. La cendre devra être mélangée aux aliments de l'homme en question.

Des philtres ou boissons d'amour de toutes sortes doivent être préparés absolument avant le lever du soleil, après que toutes les herbes servant d'ingrédients, aient été cueillies silencieusement la nuit au clair de lune. Ceux qui cherchent ces herbes devront être pieds et têtes nus, tout seuls et ne pas lever les yeux au ciel durant la recherche, ni tousser, ni expectorer, etc. S'ils sont pris d'envie d'éternuer, c'est de bon augure pour eux ou pour ceux pour qui ils les cherchent.

1. Un bocal s'il est en métal précieux et rempli de vin blanc, peut devenir un bocal d'amour, en trempant l'index de la main droite suffisamment dans le vin, pour que le premier doigt soit complètement recouvert par le liquide. Ensuite tu dessineras sur le cœur et le front, avec l'index ainsi humecté, la sainte croix, et on trempe le premier doigt une nouvelle fois dans le vin, en prononçant trois fois doucement le nom de la personne aimée.

2. De la *graine de pavot*, que l'on fait dissoudre dans du *vin rouge*, provoque des rêves dans

Graine de pavot. . . . . 1 fr.

lesquels la personne aimée voit devant elle l'image de l'enchanteur. En joignant à ce vin encore une poudre tirée des *pépins fins de la mûre sauvage*, le souvenir du rêve passé se trouve renforcé.

3. On fait sécher la *langue d'un rossignol* et on la réduit en poudre, que l'on additionne d'un peu de pavot. cette recette donnée dans de l'eau ou du vin (jamais de la bière) à une personne, a pour effet de la faire rêver de vous, et ton image lui parlera en songe.

On attache un anneau d'or avec un rubis, porté au moins une année à son doigt à un cheveu de la personne aimée et en prononçant son nom trois fois on le plonge dans un bocal de vin doré. On touche le bord du bocal avec ses lèvres et le vin deviendra une forte boisson d'amour, à laquelle personne ne saurait résister.

5. On réduit en poudre fine un petit morceau de pomme d'amour, et on la mélange avec du

Pépins de mûre.	1 fr.
Langue de rossignol	5 fr.
Anneau d'or et rubis.	30 fr.
Vin doré	2 fr.

pavot et la *farine verte de tréfles porte veine*
tout-à-fait écrasées. En mettant cette poudre dans
sa boisson, et qu'il absorbe le liquide dans l'intervalle d'une heure après le mélange, il t'aimera et ne pourra jamais te quitter.

6. En mirant ton œil droit, sans sourciller,
dans un bocal de *vin doré*, le temps nécessaire
pour prier une pâtenôtre, toute personne, quelle
qu'elle soit, qui prendra de cette boisson, verra
ton œil fixé sur elle durant toute une semaine.

7. Le *jus de l'orchis* est très approprié à la
mixture d'une forte boisson d'amour, mais il
faut le comprimer avec les mains et le faire cou-
ler dans un vase non utilisé jusqu'alors. On peut
mélanger ce jus avec chaque boisson froide ;
versé dans une boisson chaude, il cause de vio-
lents maux abdominaux. Il faut donc s'en servir
avec prudence.

L'auteur, en bon stratégiste, a gardé la grosse
artillerie jusqu'à la fin, et va donner ci-dessous
la recette complète de la boisson dite « Boisson
dorée », qui représente un des plus grands mys-

Farine de tréfle porte-veine.   3 fr.
Vin doré. . . . .   2 fr.
Jus d'orchis. . . . .   3 fr.

tères de l'art de la magie. Ce n'est qu'à la suite de longues années de recherches, que l'auteur a réussi à découvrir parmi les documents les plus rares cette recette inestimable : et il peut prétendre, sans exagération, que le mode d'instruction pour préparer cette recette, ne se trouve dans aucun des livres de magie offerts jusqu'alors au public. Toutefois l'aimable lecteur est prévenu d'avance que de l'observation minutieusement exacte de toutes les prescriptions particulières, dépend la réussite complète de la boisson, tandis que la légèreté et l'omission de quelques règles non seulement rend tout le travail inefficace mais pourra exposer l'imprévoyant lui-même à de grands dangers.

Le premier vendredi après la nouvelle lune, durant les mois d'été, on se rend à l'heure de midi, quand le soleil brille dans toute sa clarté, à un endroit où se trouve des vipères communes ou autres. Sans articuler un mot, mais sous la suggestion constante de sa grande entreprise, on assomme une vipère avec un bâton et on lui coupe la tête. On saisit soigneusement cette tête avec des gants neufs de pure laine et on la place dans un petit sac de soie rouge. On l'emporte ensuite en silence chez soi ; avant de franchir le seuil de sa maison, on jette dans la direction de l'orient le bâton avec lequel on a tué la vipère, et on suspend le petit sac avec la tête de la vipère à un endroit obscur mais chaud. La nuit suivante, avant l'heure de minuit, on se rend, pieds nus dans une prairie et on cueille deux feuilles de trèfle blanc, deux feuilles de trèfle rouge, six feuilles de taconnet et autant de tiges d'emphorbe, qu'on place dans un petit panier neuf.

Ensuite on détache de deux rosiers de taille d'homme, un bouton blanc de un bouton rose, à demi éclos de chaque, de même qu'une petite feuille jeune ne portant pas trop d'épines. Toutefois on ne met pas les roses et leur feuillage avec les herbes recueillies dans le panier, mais on les entoure d'un parchemin vierge sur lequel on met les mots *revarin myrtol her kulbata* devront être écrits en caractères latins, avec votre propre sang et une nouvelle plume d'oie La feuille de parchemin ne doit pas avoir de fracture. Enroulés dans cette feuille on porte les roses et le feuillage chez soi, on place le petit panier et le papier avec les roses sur une table à la tête de son lit, sur cette table une lumière brûlant au moins trois heures, et on se couche en priant ardemment. A son éveil on puise de l'eau fraîche au puits et on humecte les herbes et les roses Ensuite, on conserve les deux à l'endroit où se trouve le petit sac de soie rouge, avec la tête de vipère, et on attend la venue de la nuit. A onze heures, on prend soin d'être tout seul dans une chambre, n'ayant été foulée dans la journée par aucun pied féminin, on étend sur une table de bois une feuille de parchemin vierge, fixée avec des pointes métalliques. Sur ce papier on dessine avec une pointe rouge fraîche, n'ayant jamais servi, une étoile à six rayons, et dans l'espace ainsi délimité de tous côtés, tu devras procéder à tous les travaux à venir. Comme éclairage on se sert d'un bout de vieux cierge d'église, placé dans un *chandelier d'argent*.

Avant de procéder à l'œuvre, qui ne peut commencer qu'à l'heure de minuit, on se procure encore : un *hachoir* neuf n'ayant jamais servi,

Cierge d'église. . . . . . . 2 fr.
Chandelier d'argent.. . . 10 fr.
Hachoir. . . . . 3 fr.

deux *couteaux* ordinaires neufs, une *coupe* en verre blanc ou porcelaine n'ayant jamais servi, une *bouteille* également neuve soigneusement rincée, en verre noir, un *bouilleur d'acool*, une carafe avec de l'eau fraîche, un *bâton neuf* de cire à cacheter et un *cachet*, un petit *mortier* et un bouchon neuf de liège.

Au coup de minuit, on fait trois fois le signe de la croix, on place la tête de la vipère dans le mortier, on réduit les herbes, les feuilles de roses et le feuillage en une pâte extrêmement fine, que l'on met également dans le mortier. On pulvérise lentement la tête de la vipère, jusqu'à ce qu'elle forme avec la pâte végétale, une masse homogène, puis on place le mortier au-dessus de la flamme à alcool, et on attend jusqu'à ce que le contenu soit devenu tout à fait sec, alors on

Couteau.	2 fr.
Coupe verre.	10 fr.
» porcelaine.	10 fr.
Bouteille, verre noir.	2 fr.
Bouilleur d'alcool.	5 f.
Bâton ciré.	1 fr.
Cachet	2 fr.
Mortier.	3 fr.

pourra le réduire en une fine poudre grise à l'intérieur du mortier.

Tandis que le mortier est-dessus de la flamme, tu t'érafleras la peau du bras supérieur avec des couteaux neufs, et tu laisses égoutter six gouttes de ton sang dans la coupe. Il faut y ajouter une quantité d'eau suffisante, pour que le fond de la coupe soit recouvert du liquide rougi. Ensuite on verse la poudre du mortier dans la coupe, on l'agite lentement avec un second couteau et on place la coupe sur la flamme jusqu'à ce que le liquide commence à bouillir. Ensuite prends trois cheveux, calcine-les à la flamme libre et jette la cendre dans la coupe. Fais de même avec le parchemin qui entourait les roses et avec le petit sac de soie rouge, qui contenait la tête de la vipère. Ensuite, verse soigneusement le contenu de la coupe dans la bouteille de verre noir, ajoutes-y de l'eau jusqu'à la remplir, et tiens-la au-dessus de la flamme libre, le temps voulu pour qu'elle déborde. Ensuite on la bouche avec le liège, on la cachette hermétiquement, on la conserve au lit et ensuite, après avoir éteint la lumière et fait ta prière, tu pourras te coucher tranquillement, la précieuse recette d'amour est en ta possession.

Toutefois, il ne faudra pas te servir immédiatement de la *boisson dorée*, mais en premier lieu conserver la bouteille précieuse trois jours durant dans l'obscurité et la placer seulement à l'heure de minuit devant ta fenêtre. En faisant trois fois ainsi, la magie est efficace et tu pourras te servir de ta boisson à ton gré. Mais il importe de se prémunir contre tout malheur pouvant résulter de son usage, car quoiqu'on ne doit le mélanger que par gouttes aux boissons et aux aliments, et que cinq gouttes pour hommes et trois gouttes pour femmes soient la plus forte dose permise, son action est tellement puissante, qu'une erreur peut devenir grosse de conséquences. Souviens-toi toujours, heureux possesseur de la « boisson dorée », que la providence divine en t'accordant ce don précieux, t'a chargé en même temps d'une lourde responsabilité.

Voici quelques exemples, comme édification :

Un jeune gentilhomme parisien, qui avait reçu cette boisson des mains d'un Monsieur âgé bienveillant, brûlant d'amour pour une belle qui repoussait ses avances, se figurait, la belle étant

Boisson dorée toute préparée. 15 fr.

d'une forte constitution, pouvoir lui administrer la plus forte dose, destinée aux hommes. Il mélange donc cinq gouttes de la boisson dorée dans sa soupe, et s'attend qu'en tout honneur et dignité elle accueillera bientôt sa demande et consentirait à devenir sa chère fiancée.

Quel ne fut pas son étonnement quand la jeune fille, aussitôt la soupe absorbée, le regardait avec des yeux lubriques, lui pinça la joue et se conduisit en tout comme comme si elle était un homme avide de séduire une jeune fille. Il est resté cloué de surprise en voyant ce miracle, mais quand elle lui dit de ne pas faire de façons, qu'il était une gentille enfant qu'elle voulait l'emmener dans sa chambre coûte que coûte, il fut saisi de terreur et partit sans espoir de retour. Quant à la jeune fille, transformée complètement en homme par la boisson, elle s'est livrée à toutes sortes de folies, jusqu'à ce qu'on l'enferma dans un cloître, où elle aura achevé, sans doute, sa vie malheureuse.

Une autre fois, une jeune fille a réussi à acheter, d'une vieille sorcière, pour un prix assez élevé, une bouteille de la boisson dorée, pour gagner l'amour d'un compagnon, qu'elle aimait depuis longtemps Or, ce garçon, très lié d'amitié avec son frère, lui rendait souvent visite pour boire avec lui.

Un jour, sachant qu'il devait revenir, la jeune fille verse dans la cruche à vin, dans laquelle il avait l'habitude de boire, cinq gouttes de la boisson dorée. Le hasard cependant veut que les deux jeunes gens échangent ce jour leurs cruches, de sorte que le frère s'en vint à s'enflammer pour sa propre sœur d'un amour ardent impudique, de façon que fou d'amour, il ne se reconnaît plus lui-même, et devient un sujet de contrariété pour tous ses amis. Souffrant atrocement de son mal d'amour on retirait un jour son cadavre du Danube, où il s'était jeté, sans doute, pour noyer son désir coupable. Quant à sa sœur devenue folle, elle mourrait bientôt après. Ceci s'est passé à Ratisbonne.

Le lecteur bienveillant peut voir par ces exemples, avec qu'elle prudence et conscience il devra procéder avec le trésor confié de la « boisson dorée » pour que son action bienfaisante ne devienne pas nuisibles à d'autres.

Il faut observer en outre, qu'une bouteille

remplie de « boison dorée », ne conserve son efficacité au-delà d'une année à partir du jour de la préparation. Ce qui reste après ce délai ne vaut pas un denier ; il faut donc avoir soin de renouveler la boisson à temps.

Pour finir ce chapitre, je veux encore indiquer une recette puissante, pour fomenter l'amitié entre deux personnes. En effet, l'amitié étant dans la vie souvent plus utile et agréable que l'amour, chacun tiendra à connaître le moyen de se créer des amis.

Voici la recette : Avant le lever du soleil, on fait cuire un gâteau composé de miel, d'épices et de farine de froment, on inscrit sur ce gâteau le nom des deux personnes en question, on le laisse exposé pendant sept jours par un ciel clément, dans la rosée, et le dernier matin, avant le lever du soleil, on le rompt en deux en faisant la prière suivante :

« O Adonnay, toi, seigneur Zébaoth, accueille
« avec bienveillance la parole de ton serviteur,
« et transmets ta force aux cœurs de N. et X.,
« afin qu'ils soient amis comme David et Jona-
« than. »

Ensuite on a soin que les deux parties mangent de ce gâteau dans l'intervalle de trois jours ; ils seront liés alors par une amitié forte et indissoluble, qui, à l'encontre des amitiés de passage, défiera le temps.

CHAPITRE DEUXIÈME

DES MOYENS DE CONSERVER L'AMOUR

—

— Évidemment, toutes les boissons d'amour
du monde resteront sans efficacité, lorsque la
contrariété d'un caractère exerce des effets re-
poussants. Aucune magie, aucune science occulte
ne saurait porter remède aux malheureux, dont
le sein ne renferme pas ces qualités spéciales,
qui, seules, peuvent réellement rendre aimable.
Quand même un tel homme devrait trouver une
femme se donnant à lui d'un vrai amour, les
mauvais côtés de son caractère se montreraient
bientôt pour obscurcir et éteindre la flamme de
l'amour. Il en serait de même d'une femme

égoïste et entêtée ; elle ne devra pas se montrer surprise si, l'esprit de son mari une fois qu'il la connaîtra se détournera d'elle, de sorte que la paix et la tranquillité déserteront le foyer conjugal.

Aussi, une franchise absolue et une confiance réciproque illimitée sont-elles les conditions fondamentales d'un amour durable, il importe avant tout de vaincre d'un cœur gai l'égoïsme, cette racine de tous les maux, qui nous enchaîne à nous-même et au matérialisme. Alors seulement pourra s'effectuer cet échange de deux âmes qui, à elles deux, formeront une unité idéale. Arriver à cet état d'âme doit être le but de tous les époux et amoureux Alors seulement les recettes que la science occulte offre pour la conservation de l'amour deviennent puissantes et efficaces. Car il faut toujours songer, chers lecteurs, que la puissance originaire éternelle offre certainement à l'homme beaucoup de remèdes, mais exige en même temps qu'il y coopère avec zèle et d'un cœur simple.

Toutefois, pour produire l'Amour illimité entre époux, on procède de la façon suivante :

Le lendemain de ta noce, après le coucher du

soleil, prends deux tourterelles consacrées, 1 mâle
et 1 femelle, égorge-les, puis fais égoutter leur
sang dans une coupe n'ayant jamais servi auparavant. Ensuite ajoutes-y quelques gouttes de ton
propre sang et jette des cheveux de ton épouse,
autant que tu peux en avoir, dans la coupe. Ensuite tu détaches la première feuille blanche
d'une Bible neuve et avec une plume d'oie, tu
inscris dessus les paroles suivantes avec le sang
des pigeons : « Partout où tu iras, j'irai aussi ;
là ou tu restes je resterai. — Ton peuple est
mon peuple et ton dieu est mon dieu, là ou tu
mourras, je mourrais, là aussi je veux être
enterré. Que le Seigneur fasse à son gré, la mort
seule nous séparera. » — Tu parfumeras ce papier avec de l'encens et tu le placeras au milieu
sous les oreillers du lit nuptial. Tu inscriras les
mêmes mots avec de la cire liquide sur le fond
d'une coupe de verre blanc pur et tu l'arroses
de vin rouge. Tu en bois la moitié et l'autre
moitié est bue par ton épouse, alors vous vivrez
en paix et heureux d'un amour inaltérable.

*— Mais lorsque l'Epouse désire s'assurer
l'Amour durable de son conjoint par une Re-*

Sang de tourte consacré, le flacon . . . . . 5 fr.

cette Magique et particulièrement puissante,
elle doit, avant le lever du soleil, autant que
possible après avoir couché avec son mari,
mettre sept charbons ardents sur un encensoir neuf et placer celui-ci sous un pommier.
Ensuite elle mettra de l'encens sur les charbons et tandis que la fumée s'élève, elle inscrira
les paroles suivantes sur une tablette de cire
pure : « Tel le pommier parmi les arbres sau-
vages, tel mon ami entre des jouvenceaux ».
Elle jette ensuite la tablette de cire dans les
charbons et tandis qu'elle se dissout, elle
cueille la pomme la plus exposée à l'encens. Elle
la donne à manger à son mari.

La même opération peut être faite sous un
pommier en fleurs ; la fleur la plus enfumée
devra être aspirée deux fois le lendemain par le
mari.

*Un moyen excellent pour un époux pour mainte-
nir constamment son épouse sous son influence
morale* est constitué par la pierre crapaudine.
Ainsi lorsque ta femme voudra entreprendre un
long voyage sans être accompagnée, tu la tou-
cheras durant la nuit précédant son départ

Tablette cire pure . . . . 3 fr.
Encensoir neuf . . . . 25 fr

aussi souvent avec la pierre crapaudine, qu'elle restera de nuits absente. Chaque soir tu mettras alors la pierre crapaudine à côté de ton lit et, pendant qu'un cierge brûlera dans la chambre à coucher, tu frapperas avec elle la plaque de la table de nuit, une fois la première, deux fois la seconde nuit, et ainsi de suite. Alors ta femme t'apparaîtra en rêve et te racontera tout ce qui lui est arrivé et tu pourras la guider de tes conseils, qu'elle observera le jour suivant, sans savoir qu'elle a été influencée par toi. Il y a une condition cependant à observer : il faut gagner ton lit une heure avant minuit au plus tard et procéder auparavant complètement à ta toilette ; il faut également n'avoir pas absorbé de boissons alcooliques au-delà de tes forces.

La même recette peut servir à l'épouse avec le même succès ; toutefois dans ce cas, elle ne sera efficace que lorsque la même journée elle n'aura dit de mal de personne et que le soir elle aura placé l'image de son mari auprès de sa couche.

Pour maintenir l'amour entre deux personnes pendant la période des fiançailles, il importe avant tout que les rapports intimes existants na-

Pierre crapaudine . . . . 5 fr.

turellement entre deux amoureux ne se relachent en aucune façon. De là l'origine de la vieille coutume entre amoureux et fiancés de s'écrire journellement. Car la correspondance constitue par elle même une occupation dans laquelle les pensées de l'écrivain se concentrent forcément sur la personne du destinataire, qui de cette façon reste toujours présente à son imagination. Des gens qui sont en correspondance régulière ont des points de contact intellectuels, faiblissent-ils, la correspondance se ralentit pour cesser bientôt tout à fait.

Lorsque déjà notre correspondance ordinaire est liée dans notre esprit à une idée mystérieuse de suggestion intellectuelle d'une personne à une autre, combien n'est-ce pas davantage le cas entre amoureux. Donc amants et fiancés, ne faites pas fi des lettres d'amour. elles sont des membres importants de la chaîne qui relie vos cœurs. Toutefois la durée de cette tâche amoureuse quotidienne. si facile pour la fiancée (le sexe féminin étant généralement supérieur au masculin, dans les discours et la correspondance) finit par peser à l'homme. D'ailleurs il lui manque souvent le loisir nécessaire pour donner à une lettre la forme agréable dont les jeunes filles sont si friandes.

On peut y remédier de la façon suivante :

Prends cent cartes blanches bien découpées par une jeune fille en magasin et portes-les dans la poche intérieure de ton habit. Ensuite place l'image de ton adorée et la tienne au milieu du paquet de cartes, de façon que les côtés imagés soient en contact, enveloppe-les solidement dans un parchemin vierge et inscrit ton nom dessus, et celui de ta bien-aimée. Ensuite place-le durant une nuit sous ton oreiller sans l'ouvrir et tu n'auras qu'à écrire sur chacune de ces cartes que deux mots pour exercer la même influence intellectuelle sur ta bien-aimée, que par une longue lettre d'amour.

Pour finir, indiquons encore quelques règles à l'usage des fiancés et des époux. On a l'habitude de désigner ces choses sous le nom de superstitions, sans songer qu'elles tirent leur origine du peuple et que le peuple ne juge que sur les bases

Cartes blanches préparées par une jeune fille, le cent 5 fr.
Parchemin vierge, 3 fr.

d'expériences répétées depuis des siécles. Ces règles dites superstitieuses représentent donc en tout cas le résultat de l'expérience de notre peuple, et rien que cette circonstance devrait suffire, pour ne pas leur contester tout valeur.

On ne doit donner en cadeau à sa bien-aimée, ni couteaux, ni ciseaux, ni aiguilles, car elles piquent et percent bientôt l'amour.

On ne doit pas sécher ses mains au tablier de son amante, autrement l'amour prendra bientôt fin.

Lorsqu'une jeune fille perd son tablier, parce que le cordon se sera détaché de lui-même, c'est que son amant pense à elle.

Une jeune fille qui en cousant une robe casse trois aiguilles sera fiancée dans cette robe.

Lorsqu'on s'est fait donner une aiguille pour en faire immédiatement usage, il ne faut pas le remercier, si l'on ne veut pas voir l'amour rompu.

On ne doit jamais faire présent de bottines à l'objet de sa flamme, autrement l'amour apprendra à déambuler,

Lorsqu'une seule grande bulle de café surnage dans une tasse de café ou de thé, c'est qu'une personne est désireuse de donner un baiser à une jeune fille. Si elle absorbe rapidement cette bulle sans toucher le bord de la tasse, le baiser lui sera réellement donné.

On ne doit jamais faire cadeau d'une couronne de fleurs ouverte, aussi la couronne nuptiale notamment doit toujours être fermée.

Celui des époux qui découpe la viande, domine dans la maison. Aussi jeunes gens, apprenez de bonne heure à découper.

Deux personnes qui s'aiment doivent éviter de se laver les mains dans le même vase, ou de se sécher au même essuie-mains, cela amène des querelles.

Quand la table de la maison chancelle, la femme domine dans le ménage.

Une fiancée ne doit pas confectionner elle-même sa robe nuptiale, ni aucun objet qu'elle portera le jour du mariage.

Pour le lit nuptial, la fiancée devra demander quelques plumes à des familles amies, vivant en bonne harmonie. Lorsqu'on frappe le lit nuptial autrement qu'avec les mains, la jeune femme sera battue en ménage.

S'il pleut dans la couronne nuptiale le mariage sera fécond en enfants.

La fiancée devra secrètement conserver un morceau de pain du repas de noces alors il n'y aura jamais de disette dans la maison. Elle devra également porter sur elle un peu de monnaie de préférence une pièce d'or, on peut donner le même conseil au fiancé.

Lorsque les deux époux unissent leurs mains aux fiançailles, celui des époux dont le pouce sera surélevé dominera dans le ménage.

Celui qui rit aux fiancailles, pleure dans le ménage. Les fiancés doivent être près l'un de l'autre au moment des fiançailles, autrement le trouble surgira entre eux.

Après l'entrée au nouveau foyer, fait faire à ta jeune femme trois fois le tour de l'âtre et allumer le premier feu encore revêtue de sa robe nuptiale. Alors le bonheur et la bénédiction demeureront à ton foyer.

On ne doit acheter ni berceau, ni voiture avant la naissance du premier enfant, autrement l'enfant sera maladif.

Une jeune fille nouvelle née, doit être d'abord

embrassée par le père, alors elle réussira auprès des hommes, du reste elle ne doit avoir que des hommes comme parrains. En lui mettant une chemise de garçon, elle attirera beaucoup d'amants à l'âge de puberté.

Une rose double, c'est-à-dire une rose avec un nouveau bouton surgissant de son milieu est appelée « rose nuptiale ». Celui qui la trouve sera bientôt fiancé.

Enfin il convient de parler d'un certain fétichisme, que l'on trouve de nos jours chez les personnes des deux sexes, quoique d'habitude on cherche à s'en cacher. Il consiste à porter sur soi, à tenir comme une relique, choyer et embrasser une portion quelconque des vêtements d'une personne aimée, ayant été en contact direct avec le corps de cette personne. Cette idolâtrie qui s'exerce sur des mouchoirs, des bas, dénote le plus souvent une fantaisie très vive mais malsaine et basée sur la vieille expérience qu'on peut se rendre spirituellement maître d'une personne dont on a pu accaparer une partie de son individualité réelle.

Terminons maintenant ce chapitre et préparons le prochain, qui contient le commencement des mystères les plus grands et les plus terribles. Nous parlerons dans ce chapitre, (complètement à l'encontre du chapitre actuel) des moyens d'anéantir l'amour.

Avec les recettes pour anéantir l'amour, nous entrons dans la région la plus intime de la toute puissance.

DES MOYENS D'ANÉANTIR L'AMOUR

En abordant ce chapitre, cher lecteur, écoutez d'abord l'avertissement amical de l'auteur de ne pas agir sous l'effet de la première déception. Déjà avancé en âge, je connais le monde et je sais que fréquemment l'amour le plus passionné accompagné de mille serments et scellé de baisers ardents, dégénère en indifférence, voire même se transforme en haine, de même que le bien, que dans l'enivrement de la première passion on croit tissé de rose, devient une chaîne pesante. Extirper l'amour dans son propre cœur ou le faire dépérir dans un autre est considéré par beaucoup de malheureux, dans les moments les plus durs de leur vie, comme le but suprême à poursuivre. Pour y arriver beaucoup d'entre eux ont eu recours à des remèdes secrets, sans atteindre autre chose qu'une extension de leur mal, un empirement de leur position.

Longtemps l'auteur a hésité pour introduire dans son livre les moyens d'anéantir l'amour recommandés par la magie, car la responsabilité lui parut tellement grande, qu'au premier abord, il ne crut pas devoir s'en charger. Si cependant, après longue réflexion, il s'y est décidé, ce n'est pas de crainte d'avoir publié un ouvrage incomplet, ce dont il en fait son deuil, mais parce qu'il est des cas dans la vie, où seul l'anéantissement de l'amour peut préserver du suicide ou d'une misère éternelle. Pourtant c'est en vue de ces heures difficiles de la vie, où l'on a le plus besoin de conseils, que sont faites les instructions populaires des sciences occultes ; pour cette raison nous donnons quelques recettes, dont l'application trop précipitée pourrait cependant devenir très funeste.

Que ceux, qui ont l'intention de se servir de ces moyens fassent tout d'abord leur examen de conscience, avant d'y recourir. Il importe d'observer en outre que l'observation stricte et détaillée des prescriptions est indispensable pour avoir du succès.

L'auteur après ces préliminaires croit pouvoir décliner toute responsabilité en cas d'abus, et entre en plein dans le sujet.

Les recettes traitées ci-après comprennent deux catégories, les unes efficaces pour soi même pour arracher et tuer l'amour dans son cœur, les autres exercent leur action sur une autre personne, dans laquelle l'enchanteur veut tuer l'amour pour soi ou pour un autre. Je désignerai les premiers sous le nom de

A. — MOYENS INTRANSITIFS

Pour se débarrasser de l'Amour que l'on éprouve pour une personne qui s'en est rendue indigne

Lorsque dans ton cœur tu veux extirper le souvenir d'un amour malheureux, évite en premier lieu de revoir la personne aimée, de penser à elle ou d'entendre parler d'elle. Le remède le plus simple contre un amour ancien est un nouvel amour, mais celui qui est apte à recourir rapidement à ce moyen, a été aussi peu épris la première fois qu'il le sera sans doute dans la suite. A ceux qui souffrent horriblement sous le mal de l'amour sérieux trompé, la science occulte offre certains remèdes.

1° Après avoir retourné sans mot dire ou anéanti tous les cadeaux et souvenirs de la personne autrefois aimée, conserves uniquement un portrait d'elle, celui que tu as idolâtré le plus au temps de ta plus forte passion. A l'approche de la nuit tu envelopperas ce portrait en le cachetant à la cire consacrée dans un parchemin vierge que tu placeras dans un panier ou réservoir où tu as coutume de conserver ton linge sale. Tu le laisseras à cet endroit jusque vers minuit. Ensuite tu voileras étroitement les fenêtres de ta chambre en y suspendant des draps, tout en ayant soin d'y laisser une petite ouverture pour que la lune à son dernier quart, et si possible dans la constellation de Mars, puisse glisser un rayon sur la table. Tu prendras alors deux bouts de bougies de suif consacrés et tu les placeras sur la table. Aussitôt minuit arrivé, déshabille-toi complètement et dans cette posture tu placeras sur la table un bassin d'eau pure, que tu auras auras puisée au préalable dans la rivière où au ruisseau.

Cire consacrée . . . . 3 fr.
Parchemin vierge . . . . 3 fr.
Bougies suif consacrées . . . . 3 fr.

A présent tu chercheras l'image voilée, tu cracheras trois fois dessus en prononçant son nom et tu la brûleras lentement à la bougie. — Tu recueilleras soigneusement les cendres ; lorsque le portrait sera complètement brûlé, tu éteindras les lumières. — Tu frotteras vigoureusement avec la cendre l'endroit de ton cœur et ton front et tu placeras la cendre restante dans une petite bourse de parchemin vierge.

Ensuite, au clair de la lune, tu te pencheras sur le bassin rempli d'eau, tu humecteras les trois doigts du milieu de ta main droite, en disant :

> « Eau limpide vient purifier
> Tous les recoins de mon cœur.
> « Dans mon esprit, dans mon sang.
> Détruis l'amour suborneur,
> « Tout ce qui opprime mon cœur,
> « Je l'enlève à l'onde pure,
> « Sur mon front pour toujours,
> J'efface toute trace de l'amour.

A présent, en te servant des trois doigts, tu traceras sur le front noirci le signe d'une croix placée obliquement, et ensuite, sans user de savon, de chiffon ou d'éponge tu laveras et tu re-

Bourse parchemin vierge . . . . 5 fr.

tireras la cendre du front et du cœur. Ensuite, revêts une chemise de lin propre, après t'être séché avec un drap de lin et reposes-toi. Tu dormiras ainsi tranquillement et le lendemain tu t'éveilleras, délivré de toutes pensées pénibles. Ensuite tu pourras mélanger l'eau du bassin avec la cendre restante et verser le tout à l'évier ou à l'égoût.

2° Lorsque tu possèdes quelques cheveux de la personne en question ou une pièce de son vêtement, un voile, un mouchoir, etc..., tu te rendras la nuit à un carrefour, tu enterreras dans du parchemin vierge, l'objet en disant : « Ililari moro sanator », j'enterre ce qui m'avait lié. Ensuite retourne tranquillement à la maison pour te coucher.

3° Si contre toute attente ces deux recettes étaient inefficaces, c'est que le mal serait fortement enraciné et dans ce cas il faut un moyen particulièrement énergique. Tu citeras un esprit du feu (1) mais à aucun prix Baël lui-même, car son contact étoufferait chez toi tous les germes

(1) Pour apprendre à citer les esprits, consulter l'ouvrage : *Le plus Précieux Trésor de l'Univers*, ouvrage en deux volumes, ensemble 7 fr. Séparément, chacun 5 francs.

Parchemin vierge . . . . 3 fr.

d'amour, même pour l'avenir, et tu laisseras reposer ta main durant une minute sur ton front. Tu observeras que, pendant cette procédure tes pieds doivent être placés dans de l'eau froide et que l'esprit ne devra pas laisser sa main sur ton corps une seule minute de plus. Durant l'apposition de main de l'esprit du feu, appelle trois fois le nom de la personne dont tu veux extirper l'image et le souvenir.

4° Au cas, ou tout en souhaitant d'oublier ton amour malheureux, tu voudrais que la personne infidèle pense à toi avec douleur et regret, tu agiras de la façon suivante :

De grand matin, avant le lever du soleil, vas au jardin et cueille une fleur, de préférence une rose, toutefois en automne on peut également cueillir une autre fleur, celle qui est juste à portée de votre main. On enveloppe la fleur dans du parchemin vierge

Dans la soirée on détache toutes les feuilles de la fleur, séparément l'une après l'autre, on cite un esprit de la terre (1) et on lui enjoint de cher.

(1) Pour apprendre à citer les esprits, consulter l'ouvrage *Le Plus Précieux Trésor de l'Univers.*

Parchemin vierge. . . . . 3 fr.

cher une poignée de terre de la « grande tombe ».
Aucune autre désignation n'est permise, de même
tu ne dois pas chercher à savoir où se trouve
cette « grande tombe » ni quels sont les osse-
ments qu'elle recouvre. L'esprit t'apportera la
poignée de terre. On prend de préférence une
boîte de carton propre, on recouvre de terre le
fond de la boîte, on y place les feuilles de la
fleur et on les recouvre de nouveau de terre. Ensuite avec une plume consacrée, trempée de
sang extrait d'une petite blessure, pratiquée
dans ce but à l'avant-bras gauche, tu traces ton
nom et celui de la personne antérieurement aimée sur une feuille de parchemin vierge dans
lequel tu devras envelopper la terre. Ensuite re-
mets le petit paquet à l'esprit de la terre avec
ces mots :

> Enterre mon amour dans la grande tombe,
> Que toutes ses feuilles soient desséchées,
> Qu'elles ne voient jamais de printempss,
> Qu'elles soient défeuillées en été.

L'esprit alors balancera le paquet trois fois au-
dessus de ta tête et déguerpira.

5° Pour te préserver pendant quelque temps

Plume consacrée . . . .   2 fr.

de toutes pensées amoureuses, ce qui pour l'a-
chèvement d'une grande œuvre pourrait parfois
t'être utile, tu mangeras journellement pendant
les premiers trois jours de la nouvelle lune une
demie livre de *cumin*, mélangée à tes aliments ;
abstiens-toi de tous spiritueux et rends-toi le
quatrième jour à minuit au carrefour le plus
proche d'un cimetière. Là tu creuseras une fosse
avec un couteau propre consacré, tu y laisseras
égoutter 3 gouttes de ton sang, mélange-le avec ta
salive et joins-y 3 de tes cheveux. Ensuite comble la fosse et traverse-là la tête levée en disant :
« Amorem despecto perdidi sepelivi » — alors
pendant trois mois tu seras délivré de toutes as-
pirations à l'amour.

6° Toutefois il n'est pas impossible, que la personne, que tu cherches à oublier, contrecarrera
tes projets en recourant aux recettes amoureuses
de la science occulte. Dans ce cas, il importe
d'avoir à sa disposition le moyen d'enchantement
le plus fort. Les amulettes ne protègent que contre les actions enchanteresses, tandis qu'elles
sont inefficaces contre toute puissance magique

Cumin : 5 fr. le kilo.
Couteau consacré. . . . .   5 fr.

un peu forte. Si tu te crois en danger d'être lié par un moyen enchanteur d'une personne quelconque, vas, de grand matin, avant le lever du soleil, auprès d'une eau courante claire et peu profonde, entres-y les pieds nus, de sorte que tu t'y trouves au moment du lever du soleil Ensuite humecte d'eau le front et le cœur et incline-toi trois fois vers l'Orient. Tu seras ainsi protégé toute la journée contre tout enchantement. Pour savoir toutefois, si tu es déjà sous le coup d'un enchantement, tu seras obligé de recourir au miroir enchanteur.

Le *Miroir enchanteur* également appelé miroir de Salomon constitue un des plus grands mystères de la magie. Le sage Salomon, dominateur des esprits, au folio 18 de son grand livre araméique, donne lui-même l'instruction suivante pour sa confection, dont l'auteur est redevable à un moine du cloître du mont Sinaï. Il est vrai que le vénérable vieillard ne m'a communiqué le secret que confidentiellement, mais je ne crois pas agir contrairement à ses intentions en lui donnant ici une large publicité, afin d'en répandre davantage la bénédiction.

Miroir enchanteur : 20 fr., préparé d'après le rite consacré.

— On prend une glace d'acier bien polie, brillante, qu'on a eu soin de faire préalablement nettoyer et frotter avec des draps de laine consacrés par deux jeunes fillles innocentes ; avec le sang d'un pigeon blanc récemment abattu et avec l'index de la main gauche tracer sur la plaque les noms suivants : « *Schœa Muteathon. Jariatnatnik* » Ensuite on pose la plaque sur une toile neuve exactement consacrée qui ne doit pas encore avoir été lavée. A l'apparition de la 1ʳᵉ nouvelle lune, on érige dans un appartement tranquille un petit bûcher de bois de laurier. Après avoir procédé ainsi durant 3 nuits, on évoque la nuit suivante Baël, le prince des esprits du feu (1) et on lui prescrit d'emporter la plaque dans son empire, mais de la rapporter le lendemain et de la déposer à un endroit déterminé.

Dans les deux nuits suivantes on la confie de la même manière d'abord à Astaroth, le maître des esprits terrestres et ensuite à Ariel le maî-

(1) Pour apprendre à évoquer les esprits, consulter : *Le plus précieux Trésor de l'Univers.*

Draps de laine consacrés . . . . 3 fr.
Toile neuve consacrée . . . . 3 fr.

tre des esprits de l'air. Lorsque ce dernier a rapporté de nouveau la plaque à l'endroit déterminé, on la porte avec précaution dans une chambre obscure, éclairée seulement de trois cierges, ou la retire de l'enveloppe et on la fixe, en évitant encore de la regarder dans un cadre exactement adapté en bois consacré. Ensuite on porte le miroir pendant trois jours sur soi sans s'en servir. Le matin du quatrième jour il est dans la plénitude de ses forces magiques.

Celui qui porte ce miroir sur soi, peut deviner immanquablement les pensées de toute personne rencontrée, en tant qu'elles se rapportent à lui. Lorsque tu regardes toi-même le miroir enchanteur, ce qui ne doit se faire qu'une fois par jour et de bonne heure, avant le lever du soleil, tu verras en haut à gauche, à côté de ta propre figure, la personne qui le jour passé a pensé le plus à toi, et à droite la figure de la personne dont tu devras te défier d'ici peu, tandis qu'en bas à gauche apparaît la figure de la personne vivante que tu désires voir précisément, et à droite tu verras, en cas de danger menaçant, le miroir se ternir. Lorsque ta propre image t'apparaît sous un aspect trouble dans le miroir, tu es sous l'effet d'un enchantement. Alors tu pourras tenter de détruire l'enchantement par des anti-dotes. En ce que concerne le miroir enchanteur, il importe d'observer en outre ce qui suit : Il faut éviter que par un malheureux hasard, une autre personne regarde le miroir simultanément avec toi ; il perdrait immédiatement sa puissance magique et la personne en question subirait un grand malheur, attendu que les trois princes des esprits, qui ont aidé à confectionner le miroir la revendiqueraient pour eux. Lorsqu'un matin tu verras une fente traverser le milieu du miroir, tu es menacé de mort. Lorsqu'une des autres figu-res qui apparaissent dans ton miroir porte sur le front trois croix rouges couchées, c'est que le détenteur du visage est décédé dans les derniè-res vingt-quatre heures écoulées.

Lorsque le miroir enchanteur t'aura donné la certitude que tu es sous le coup d'un enchante-ment, tu repasseras à l'aide des recettes amou-reuses mentionnées dans ce recueil l'époque la plus récente de ta vie et tu chercheras à te rap-peler exactement avec quelles personnes tu as été en rapport. Lorsqu'en procédant ainsi, tu n'arrives à aucune solution, il ne te reste plus qu'à faire la contre-épreuve. Il existe deux sortes de contre-épreuves :

A. — Contre des enchantements sympathiques : Pendant trois jours tu porteras tes chaussures, chacune au pied non correspondant et pendant la même période, tu porteras le linge de corps à l'envers, tu te débarrasseras et tu quitteras tous les anneaux que tu portes sur toi et durant trois jours tu auras sur toi une poignée de terre prélevée à minuit près d'une tombe fraîche.

B. — Contre-philtres amoureux mélangés aux aliments et aux boissons :

Pendant trois jours nourris-toi de pain sec que tu découperas toi-même ; en même temps ne prends d'autre boisson que de l'eau claire de puits, prise dans le creux de ta propre main et évite l'usage de tous ustensiles pour manger.

En cas de nécessité tu procéderas trois fois à ces deux contre-épreuves. Si elles ne peuvent te délivrer de l'enchantement amoureux qui t'opprime, il est absolument certain que tu auras goûté à ton insu de la boisson d'or.

Terre fraîche. . . . 5 fr.

B. — MOYENS TRANSITIFS
POUR TUER L'AMOUR

chez une personne qui vous aime ou qui en aime
une autre.

—

Ces moyens ont la propriété de détruire l'a-
mour éprouvé jusqu'alors par une tierce personne et notamment l'amour pour la personne
qui se sert de ces moyens

1 Lorsque tu désires qu'une personne, qui t'a
aimé jusqu'à ce jour, devienne indifférente à ton
égard, égorge un gros coq noir domestique,
prends son foie ainsi que son fiel et en ajoutant
trente gouttes de sang consacré, fais les sécher
et réduire en une masse à un feu lent. Ensuite tu
broyeras cette masse en poudre, auquel tu mé-
langes la cendre de trois de tes cheveux. Si tu

Sang consacré . . . . 2 fr.
Foie de coq. . . . 2 fr. — Fiel de coq. . . . 2 fr.

réussis à introduire un peu de cette poudre dans les aliments et boissons de la personne en question, son amour pour toi expirera de suite.

Va à minuit, en pieds nus, à l'entour de la maison qu'habite l'intéressée et sèmes lentement de la semence de pavot, contenue dans une bourse de parchemin vierge, en murmurant ces mots :

> « Amour à jamais endormi,
> Gardes-toi du réveil ;
> Cœur qui était trop épris,
> Reste plongé dans le sommeil. »

Tu procéderas ainsi trois fois ; alors ton but sera atteint.

3. D'une tombe fraîchement recouverte, tu prendras une poignée de terre et une feuille d'une couronne mortuaire. Tu renfermeras le tout dans une petite bourse de soie consacrée, tu y ajouteras encore un anneau de fer rouillé consacré, ainsi que trois clous dans le même état. En outre, tu mettras dans cette bourse l'image de la personne aimante et le tien, puis tu la fer-

Soie consacrée.	2 fr.
Anneau fer rouillé consacré.	2 fr.
3 clous consacrés. . . .	2 fr.
Semence de pavot.	2 fr.
Parchemin vierge	3 fr.
Feuille de couronne. . . .	2 fr.

meras en la nouant sept fois avec du cordon de
soie noire, dont tu cachetteras les extrémités
avec de la cire à cacheter noire. A présent, tu
feras trois fois, durant la nuit, le tour de la maison habitée par la personne en question, la
bourse en main, puis tu la jetteras dans une eau
profonde. Le succès sera immanquable.

Lorsque tu désires extirper, dans le cœur d'une
personne, l'amour qu'elle professe pour une autre que toi-même, tu prendras soin, en premier
lieu, qu'elle apprenne, d'une façon intensive, à
connaître l'objet de sa flamme sous ses plus
mauvais rôles. Ceci est particulièrement important, lorsque tu veux séparer une femme de l'a-
mant qu'elle a eu jusqu'à ce jour. Une fois qu'il
se sera montré à elle plusieurs fois, en quelque
sorte, sous un « négligé moral », elle aura de la
peine à conserver ses illusions. Ensuite il importe de faire ressortir d'une façon habile, quelques faiblesses de l'amant, de déprécier sa valeur à ses yeux, de juger sans indulgence toutes
ses fautes et dans la mesure du possible laisser
prononcer des sentences analogues de divers côtés. Car, un être féminin, ayant un peu du naturel d'un comédien, est très impressionnable en

ce qui concerne l'approbation ou le mépris du grand public, non seulement pour sa personne, mais encore pour son entourage et ceux qu'elle aime. L'amour de la femme est généralement la fille de l'admiration ; démontre à une femme que son admiration n'est pas fondée et tu donneras le coup de grâce à l'amour. Mais, s'il t'est possible d'arriver jusqu'à rendre ridicule à ses yeux, l'objet de son amour ou de le rendre visible en public, tu seras certainement arrivé à ton but, car la malédiction du ridicule est tellement puissante aux yeux de la femme, qu'elle annihile tous les autres avantages, quelques grands qu'ils soient. Il faut encore observer que la vraie femme s'aime elle-même dans son amant ; si sa vanité ne trouve plus à s'alimenter dans l'admiration de l'homme, l'amour dépérira dans la plupart des cas, faute d'aliments. Tu vois donc, cher lecteur, qu'en réalité, le secours de la magie est inutile, et que l'étude de la psychologie t'offre précisément, dans ce cas, les moyens les plus sûrs pour arriver à ton but, pourvu que tu montres de la patience. Mais ce manque de patience précisément te porte, comme beaucoup d'autres, à recourir à la science occulte pour y trouver un

remède. Aussi, en dépit de mes sentiments per-
sonnels, n'ai-je épargné aucune peine pour parcourir les gros folios des livres miraculeux à la
recherche de ces recettes et je te communique
ici le résultat de mes explorations :

1° Sous la constellation de la planète Mars, tu
cueilleras une pomme d'un arbre chargé de
fruits. Tu la mettras dans une boîte de carton ou
de bois, d'une façon qu'une moitié émerge et
puisse jouir de la lumière, tandis que l'autre
moitié reste plongée dans une obscurité profonde.
Tu laisseras la pomme dans cet état durant 24
heures, dans un endroit inaccessible à qui que ce
soit. Ensuite tu la prendras et tu plongeras, dans
le côté exposé à l'obscurité, trois fois une longue
aiguille qui n'ait pas encore servi, assez profondément pour pénétrer jusqu'aux pépins, sans
toucher l'autre côté exposé au jour. Ensuite tu
noueras autour de la pomme un fil mince et cou-
pant en soie noire consacrée, de telle sorte qu'il
délimite rigoureusement le côté jour du côté
nuit et tu la serreras si fortement qu'une légère
découpure — mais qui devra être visible en tous
endroits — s'imprègne dans la pelure molle du

fruit. Tu répartiras cette pomme entre les deux personnes à séparer, de façon que l'une ait le côté nuit et l'autre le côté jour, et tu auras soin de leur faire manger les deux moitiés en même temps. De même que nuit et jour ne peuvent marcher de pair, de même leur amour ne saurait plus durer. Toutefois, l'effet de cette recette n'est visible, la plupart du temps, que le troisième jour, compté à partir du moment de l'absorption.

2° Lorsque tu auras contrarié ou excité fortement la colère d'une personne (ce qui fait transpirer généralement plus ou moins fortement le corps de l'homme), aie soin de lui ôter la sueur du front et de sécher ses joues avec un drap de soie neuf et mets ce drap, trempé de la sueur coléreuse, secrètement sous l'oreiller de l'autre personne ou glisse-le dans la poche de son vêtement. L'effet ne tardera pas à se faire sentir.

3° Procure-toi trois cheveux de chacune des personnes en question et enveloppe-les dans deux grands morceaux divers de parchemin vierge, irrégulièrement détachés. A présent creu-

Fil soie noire consacrée.	2 fr.
Pomme préparée	5 fr.
Parchemin vierge.	3 fr.

ses une fosse profonde sous un arbre, mets-y les deux petits paquets et, entre les deux, avec le tranchant en haut, un couteau absolument neuf, consacré. Laisse égoutter sur le tout 10 gouttes du sang d'un coq noir et recouvre la fosse. Cette recette est considérée comme particulièrement efficace par les anciens magiciens.

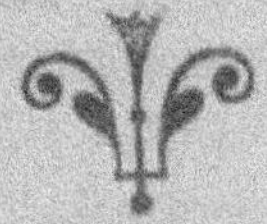

Couteau. . . . . 3 fr.
Gouttes de sang de coq noir. . . . . 2 fr.

FLUIDES MAGNÉTIQUES
TRIOMPHATEURS DE L'AMOUR

Le magnétisme est une faculté qui permet à l'homme et à la femme d'attirer à eux, l'intérêt, la confiance, l'amitié et l'amour. Lorsque vous rencontrez des personnes pour qui vous éprouvez une amitié spontanée, c'est qu« vous subissez leur magnétisme personnel. La réussite est donc l'effet d'une influence magnétique, mais le magnétisme est une science qui s'acquiert et à l'égal de toutes les autres sciences, celle-ci est simple lorsqu'elle est comprise ; son application s'étend sur toutes les actions de la vie ; elle s'exerce directement ou à distance.

Les prêtres de l'antiquité exerçaient leur prestige magnétique sur les prêtresses de Cérès qui subissaient leur action.

L'oiseau est fasciné par le serpent, le dompteur fascine ses fauves, l'homme fascine l'homme.

Il convient d'examiner quelles sont les personnes susceptibles d'être magnétisées.

Faites placer d'abord les pieds joints et les mains longeant les cuisses, les yeux fixant le ciel, le sujet que vous voulez examiner ; vous avez soin de ne point l'avertir de ce qui va se passer, pour qu'il n'oppose pas une résistance inutile, ni qu'il feigne de subir ce qu'il ne ressent pas. Frictionnant ainsi les épaules pendant deux minutes, puis plaçant ensuite vos mains à distance de deux millimètres de l'endroit frictionné, vous devez tirer ou repousser le sujet sans repousser votre bras, s'il suit votre impulsion, c'est qu'il est susceptible d'influence magnétique. Une simple conversation permet de reconnaître un sujet. Ceux qui ont le sommeil agité, des goûts bizarres, des pressentiments, des événements, subissent facilement l'influence magnétique ou hypnotique, nous disons hypnotique et magnétique, parce que ces deux phénomènes ne diffèrent que par le moyen de les pratiquer.

L'Œil doit être Puissant et Limpide

—

L'œil peut être robuste sans être brillant, il faut qu'il ait la puissance de se reposer longtemps et fortement sur les yeux d'autrui, il faut aussi qu'il dégage ses effluves magnétiques, qu'il lance des étincelles.

Le Cristallogène agit sur l'œil de la même façon que le Rectilus agit sur le développement et la fermeté des seins.

Dans une brochure traitant du développement et de la reconstitution de la poitrine, il est parlé d'une préparation dénommée le *Rectilus*, qui coopère à l'action de développement et de raffermissement, d'un appareil dénommé l'*Aspiratine*.

Le *Cristallogène* agit sur les yeux de la même façon que le *Rectilus* agit sur les seins. L'essence volatile du Cristallogène est stimulante au plus haut degré. La limpidité de l'œil, sous l'action combinée du *Cristalogène* et de la Céphalose, devient animée d'une puissance magnétique très vigoureuse. Il est arrivé à tout le monde, de rencontrer des personnes dont on ne peut soutenir le regard ; leurs yeux semblent pénétrer jusqu'au fond de l'âme et imprimer l'influence d'une volonté dominante, irrésistible. Ces personnes sont des privilégiées fort rares. Grâce à la Céphalose, et au *Cristallogène*, la puissance fascinatrice du regard deviendra règle générale. Mais il ne suffit pas tout à fait d'avoir des yeux brillants et limpides, il faut connaître aussi l'« art de s'en servir.

De même qu'un beau fusil ne saurait faire un bon chasseur, de même qu'une palette superbe, que des couleurs, extrêmement pures, ne sauraient donner du talent à l'artiste, de même enfin, qu'une belle plume ne saurait inspirer un auteur, de même la puissance des yeux ne saurait être utile, si la science et *l'art de s'en servir* ne venaient en aide à leurs influences.

LA CÉPHALOSE

ACTIVE, STIMULE, AIGUISE MOMENTANÉMENT LES

FACULTÉS MENTALES

—

La Céphalose procure cet état passager que chacun a goûté durant lequel l'esprit est plus lucide, la mémoire plus fidèle, alors que les saillies gaies, les réparties fines, les traits d'esprit éclosent d'eux-mêmes sans efforts. Utilisée par les orateurs, les prêtres, les avocats ou tous ceux ou celles qui, dans une soirée ou à tout autre moment veulent briller d'un éclat spirituel plus intense, nous affirmons que la « *Célaphose* » est par excellence la productrice d'énergie intellectuelle et de puissance Hypno-Magnétique.

Tous ceux qui veulent exercer sur autrui leur influence et plonger leurs sujets dans l'état d'hypnose, doivent s'aider de la *Céphalose*.

Elle agit sur le cerveau. Elle développe la mé-

moire, rend l'esprit lucide et l'imagination fé-
conde. Elle a par cela même la propriété remarquable et unique d'inspirer une confiance en soi
et une audace inouies. Les orateurs de la chaire
et du barreau, les professeurs, les artistes qui en
font usage — et ils sont nombreux — sont littéralement émerveillés de la facilité d'élocution et
d'improvisation qu'elle donne. Les mots viennent
abondants et justes ; les réparties, au besoin,
éclosent rapides et heureuses.

La « CÉPHALOSE » se recommande aux timi-
des, aux hésitants qui se troublent et balbutient
sous l'influence d'une émotion intense.

> Lorsque sur vos regards un doux regard se pose,
> Loin de trembler, jeune homme, on ose, on ose, on ose
> L'audacieux, le fat n'est jamais indiscret,
> Oser, toujours oser, voilà tout le secret.
> Et pour oser, oser, il ne faut autre chose,
> Que prendre à son lever, trois grains de *Céphalose*

La boîte : 5 francs

Écrire : *Laboratoire de Recherches Scientifiques*, 17, rue Laferrière, Paris.

LE VÉRONAL

ET SA NOUVELLE FORME, TRÈS SOLUBLE,

LE VÉRONAL SODIQUE

LE PLUS PARFAIT DES HYPNOTIQUES

Ce n'est pas porter un jugement téméraire de dire que le VÉRONAL, après une fortune rapide, tient aujourd'hui le premier rang parmi les hypnotiques, et, qu'en dehors de quelques cas particuliers, il présente sur eux une très grande supériorité. Il la tient de la constance de son action, de la qualité du sommeil qu'il détermine et aussi de la rareté des phénomènes secondaires observés, s'il est employé à des doses convenables et en dehors des cas d'idiosyncrasie.

Propriétés

—

Rappelons brièvement ses propriétés ; introduit dans la thérapeutique par Fischer et Mering, le **Véronal** se présente sous forme de petits cristaux blancs, de saveur un peu amère, soluble dans environ 12 parties d'eau bouillante et dans 145 parties d'eau à 20 degrés. Il forme des sels alcalins, très solubles, et c'est pourquoi il se résorbe seulement dans le milieu intestinal. Parmi ces sels, la combinaison sodique, **Véronal Sodique**, est susceptible d'être employée de préférence au **Véronal** dans certaines circonstances, en particulier sous forme de lavements. En effet, le **Véronal Sodique** est 29 fois plus soluble que le **Véronal** (sa solubilité atteint 1/5 dans l'eau à la température ordinaire). Au point de vue pharmacodynamique, le **Véronal** possède à la fois une action somnifère et une action sédative sur la douleur ; c'est donc en même temps, suivant la classification de M. le Professeur Soulier, un hypnagogue direct et un hypnagogue indirect. Comme l'ont démontré le Professeur Marie et le Professeur Combemale, il possède, en outre, une action antispasmodique marquée.

Le **Véronal** n'a aucune influence sur l'activité cardiaque ou respiratoire ; il ne produit pas de troubles gastro-intestinaux ; il possède une action diurétique qui lui donne des propriétés anhydrotiques et ne détermine jamais l'apparition, dans l'urine, d'albumine ou d'autres éléments anormaux.

Le **Véronal** est rapidement absorbé et éliminé en nature ; aussi agit-il promptement et avec intensité, amenant un sommeil calme, sans rêves, profond et sans lendemain.

Le **Véronal Sodique**, à cause de sa grande solubilité, a une action encore plus prompte, mais absolument semblable à celle du **Véronal**. Hors cette particularité, tout ce que nous dirons dans les lignes suivantes s'applique aussi bien à l'un qu'à l'autre de ces deux corps.

On a signalé parfois, comme suite de son administration, des vertiges, des sensations d'ivresse, de la titubation ou, plus simplement, de la somnolence : *lorsque ces phénomènes se produi-*

sent, c'est qu'on a dépassé la dose nécessaire.
Il suffit, le plus souvent, pour les éviter, de la
diminuer ; plus rarement encore, il a pu produire
des érythèmes. Dans quelques cas enfin, ces phénomènes se produisent avec de petites doses : il
s'agit de véritables cas d'idiosyncrasie ; les sujets qui les présentent, peu nombreux, doivent
renoncer à y avoir recours.

L'effet hypnotique est dû à une influence para-
lysante sur le système nerveux central, se tra-
duisant, à faible dose, par un sommeil profond,
à doses élevées, par la prostation, sans qu'il y
ait jamais convulsion ni action sur les nerfs péri-
phériques ou sur les muscles. La meilleure
preuve de son innocuité est l'échec de tentatives
de suicide telles que le cas rapporté par MASEY
et DRAPPIER où 9 grammes de **Véronal** furent
pris sans accident menaçant. Toute insomnie
est justiciable du **Véronal** ; cependant, dans
l'insomnie liée à la douleur, il est bon de lui ad-
joindre un autre sédatif, comme la **Dionine**, et
on obtient de l'association de ces deux corps des
résultats vraiment précieux.

Mode d'emploi et doses

La dose de **Véronal** à employer pour un adulte homme, dans le cas le plus général, est de 0 gr. 50 ; on obtient, dans certains cas, un résultat suffisant avec 0 gr. 25 ou des doses intermédiaires (quelquefois, il faut atteindre 0 gr. 75 ou 1 gr.) ; chez la femme, la dose de 0 gr. 25 est généralement suffisante. On doit employer des doses plus élevées dans les affections graves ou quand l'excitation est intense, mais en le donnant par doses réfractées à de courts intervalles. On doit considérer comme dose maxima simple, 1 gramme.

Le mieux est de l'administrer après le repas du soir, dissous dans une infusion chaude, si on emploie le **Véronal** lui-même ; cette précaution devient inutile avec le **Véronal Sodique**, qui se dissout facilement à froid et qui agit très rapidement, même si on le prend à l'état non dissous.

De ce qui précède, il résulte que pour obtenir un état d'hypnose chez un sujet, il importe, si l'opérateur ne possède pas l'entraînement et la puissance de domination qui triomphent des obstacles, de se servir de la *Céphalose* et du *Véronal*

La « Céphalose » donne à l'opérateur la force, l'énergie, le fluide magnétique avec une puissance d'autant plus grande qu'ils sont humides de cristallogène.

Le « Véronal » prédispose le sujet à recevoir l'influence de l'opérateur, facilite ou provoque son sommeil, le met sous la domination de l'opérateur, et cela d'autant plus facilement, que l'opérateur, en même temps qu'il aura administré le Véronal au sujet, aura pris lui même quelques grains de Céphalose et se sera baigné les yeux dans le Cristallogène.

Procédés Hypnotiques

En prenant du « Véronal » et en fixant un point noir assez gros placé sur un miroir, les pupilles s'agrandissent et la personne ainsi préparée reçoit facilement l'influence hypnotique, il suffit de la regarder ainsi fixement dans les yeux pour s'emparer de sa volonté.

Pendant que s'exerce la puissance de votre regard, vous prenez les pouces de votre sujet dans vos mains pendant quelques minutes, après quoi, abandonnant ses pouces, lentement vous faites des passes de la tête à l'épigastre.

Du Sommeil

Quand les paupières du sujet se ferment, c'est que le sommeil magnétique commence à se manifester, mais ce sommeil n'est complet que si le sujet ne perçoit plus les bruits extérieurs. Si à

la demande que vous lui adressez, il répond af-
firmativement qu'il dort, c'est que le sommeil est
complet, vous pouvez alors disposer de sa volonté et lui transmettre les influences morales
qu'il vous plaît.

Consultez pour connaître tous les moyens à
employer, l'ouvrage ayant pour titre : « Traité
pratique d'Hpno-Magnétisme ».

Le mage d'Alba, dans son *traité élémentaire
de Magie Scientifique*, pose ainsi qu'il suit les
règles de l'entraînement :

L'homme qui voudra commander aux forces
latentes dans la nature, et par suite en lui-même,
devra d'abord apprendre à se gouverner ; pour
cela s'imposer des devoirs qui ne lui conviennent
pas toujours et triompher de ses passions. En
cherchant à nous bien connaître, puis à dominer
nos tendances impulsives, nous pourrons, jusqu'à un certain point, régir les forces aveugles
de la nature, dont nous ne serons plus le jouet.
Cet état engendre une quiétude mentale très
grande et met en nous une sorte de barrière que
les ennuis journaliers ne parviennent pas à franchir : les philosophes grecs cherchant à se mettre

à l'abri des passions humaines qui nous mettent en déchéance, pratiquèrent cette discipline de la vie intérieure : les ascètes, emportés par un zèle outré, y ajoutèrent des mortifications. Mais, en toutes choses, ne dépassons pas les limites que la raison nous trace.

D'excellents résultats seront obtenus au début si nous faisons agir alternativement nos facultés mentales et physiques : après l'activité cérébrale, l'exercice musculaire et réciproquement ; mais n'abusons ni des sports, ni du travail intellectuel car la dépression à laquelle leur usage excessif nous conduit, cause de graves désordres dans l'organime. L'étudiant devra ensuite pratiquer l'entraînement mental, mentionné dans les exercices suivants, et qui sera facilité par le régime alimentaire et l'étude de la respiration. Il cherche par là à obtenir un fluide vital aussi pur que possible. Cette force mentale obtenue, il la dynamisera par sa volonté, afin d'obtenir ensuite une projection suffisamment puissante, destinée à réactionner son corps astral. On trouvera dans *Les Nouveaux Horizons* le résultat de recherches approfondies sur le corps astral dont chacun de nous possède le double fluidique : il

est suffisant de savoir ici que ce corps est éminemment plastique et qu'à chaque instant nous
lui envoyons les vibrations de nos pensées les
plus futiles qui y sont aussitôt enregistrées. Nous
pouvons donc le modeler pour ainsi dire selon
nos idées et faire de lui l'Idéal que nous pourrons concevoir comme le plus conforme à nos
manières de voir. La pratique de cette méthode
est donc basée sur l'intime relation qui existe
entre le corps physique et le corps astral, et ses
résultats dans la réaction obtenue sur le physique qui s'opérera identique en astral. On peut
par ce procédé obtenir d'immenses bienfaits par
une Thérapeutique-Hypno-Magique que nous
avons pratiquée : le sujet plongé dans le sommeil hypnotique profond et l'extériorisation de
l'astral effectuée en grande partie, il nous était
possible de manier à notre gré cette substance
fluidique, avant de la renvoyer dans l'organisme
du sujet sur lequel elle opérait après quelques
séances les résultats désirés.

Le traitement par le magnétisme et la psycho-
térapie peut produire les mêmes résultats quoique agissant bien moins puissamment ; de plus,
ces dernières méthodes n'ont pas le danger de la

première qui est excessivement délicate à pratiquer, si l'on ne veut encourir aucun danger.

Ce n'est qu'après une longue pratique des
exercices d'entraînements spéciaux que l'étudiant pourra se mettre en rapport direct avec
l'Invisible et dominer certaines catégories d'Etres.
Mais aucune règle absolue n'existe à ce sujet : sa
volonté et son mérite seuls, en seront les facteurs principaux. Nous allons maintenant décrire
une série d'exercices indispensables qui peuvent
hâter ce résultat : ils devront être pratiqués très
fréquemment et régulièrement et de fastidieux
au début, ils deviendront de plus en plus intéressants, à mesure que l'étudiant acquerrera une
certaine maîtrise dans leur pratique. Les uns
ont la propriété d'assouplir la matière astrale,
les autres d'en augmenter la puissance.

EXERCICE I

Cet exercice de respiration doit être pratiqué
en respirant par les narines, la bouche restant
entièrement close : il doit de plus être effectué
lentement et en plein air deux fois par jour, à
jeun. Il se décompose en quatre temps ;

1. — Aspirer l'air en comptant mentalement jusqu'à cinq ;

2. — Conserver l'air dans les poumons en comptant mentalement jusqu'à cinq ;

3. — Exhaler l'air en comptant mentalement jusqu'à cinq ;

4. Rester sans air dans les poumons en comptant jusqu'à cinq.

Cette respiration complète doit durer vingt secondes. A mesure du développement des alvéoles pulmonaires et par conséquent de l'organe de la respiration, la cage thoracique tendra à s'extendre.

EXERCICE 2

Retenez votre pensée pendant le plus de temps possible sur un objet déterminé, sans que celle-ci puisse s'en écarter un seul instant.

EXERCICE 3

Éviter toute perte de magnétisme par l'habitude des contractions convulsives de certains muscles principalement ceux du visage, qui dénotent chez leur auteur un défaut de contrôle sur leurs nerfs.

(PH. 4)

EXERCICE 4

Éviter d'être effrayé par la chute d'un objet ou par un bruit soudain.

EXERCICE 5

Chercher à se dominer dans les circonstances pénibles de l'existence et à supporter l'irrémédiable avec calme. Ne jamais se laisser aller à la colère et à la haine, à l'envie et à l'égoïsme.

EXERCICE 6

Regarder comme atteint le but poursuivi, si l'on ne désire pas annihiler les efforts accomplis en vue de sa réussite.

EXERCICE 7

Ne pas être timide, lutter à chaque instant contre cette infirmité morale. Savoir s'imposer aux autres ; toutes leurs célébrités ont su à leur manière faire apprécier leurs qualités par leurs contemporains en sortant de la vie ordinaire.

EXERCICE 8

Observer une hygiène rigoureuse : externe par des ablutions et un nettoyage parfait de l'épiderme, afin d'en assurer la beauté et la respiration ; interne par le choix de la qualité des aliments employés.

Rechercher les légumes, œufs, fruits, entremets, laitage. S'abstenir complètement de viandes, alcool, gibiers. Les plats et les plus simplement préparés sont les plus sains, aussi éviter les mets épicés et les sauces. Ne boire que de l'eau préalablement bouillie et filtrée. Ne jamais fumer.

EXERCICE 9

Si l'excès de repos peut engendrer la neurasthénie, l'insuffisance de sommeil sera encore plus grave : huit heures au minimum sont nécessaires pour réparer l'usure du fluide nerveux, accomplie pendant la journée.

EXERCICE 10

Se tenir debout et étendre le bras droit en avant : chercher à le conserver pendant le plus longtemps possible dans la position horizontale parfaite, sans que la moindre oscillation ne se manifeste dans la position des doigts qui doivent être disjoints et étendus.

Même exercice avec le bras gauche et avec les deux bras.

EXERCICE 11

Prendre une enveloppe de papier fort et la saisissant entre le pouce et l'index, à sa partie inférieure, étendre le bras horizontalement en avant et diriger son regard vers une raie qui aura été tracée préalablement sur le mur. Votre rayon visuel sera dirigé vers cette raie en passant sur l'arête supérieure de l'enveloppe. S'efforcer pendant le plus de temps possible, à ce que votre bras conserve la position première, afin que l'enveloppe ne dévie pas d'une ligne, ni en haut ni en bas.

Même exercice avec le bras gauche.

EXERCICE 12

1. — Se tenir debout, les bras tombant naturellement ; les élever latéralement, tout en aspirant très lentement et en comptant jusqu'à cinq ;

2. — Conserver les bras élevés pendant le même temps, les paumes des mains appliquées l'une contre l'autre ;

3. — Exhaler de même, tout en faisant revenir les bras à leur position première ;

4. — Rester sans air dans les poumons.

On peut exécuter le même exercice les bras en avant.

EXERCICE 13

1. — Se tenir debout dans la position correcte, puis fléchissant insensiblement les genoux, se laisser asseoir sur ses talons tout en remontant les bras latéralement en faisant se rejoindre les paumes des mains et en respirant profondément;

2. — Rester dans cette position en conservant l'air ;

3. — Se relever lentement pendant qu'on exhale l'air.

EXERCICE 14

1. — Tenir fermée la narine droite par la pression de votre pouce sur son côté, puis aspirer l'air par la gauche en comptant mentalement jusqu'à sept ;

2. — Conserver l'air dans les poumons en comptant mentalement jusqu'à sept ;

3. — Exhaler l'air par la narine droite en te-

nant la gauche fermée et en comptant mentalement jusqu'à sept ;

4. Rester sans respirer en comptant mentalement jusqu'à sept.

Cet exercice pourra, après plusieurs mois de
pratique, être porté à 1, 12° ; 2, 20° ; 3, 12° ; 4,
20°, mais on ne devra en aucune façon hâter ce
résultat.

EXERCICE 15

Prendre quelques grains de Cephalose et
se retirer dans une chambre très calme et y
ayant fait l'obscurité, s'étendre sur un lit et se
mettre en état de relaxion musculaire, c'est-à-
dire de suspension de la tension des muscles,
pouvant seule opérer un repos parfait de l'organisme. Concentrer alors sa pensée avec le plus
de force et aussi longtemps que possible, sur une
entreprise quelconque dont vous souhaitez ardemment la réussite : chercher à se représenter
clairement l'objet de ses désirs et pendant le
temps de l'exercice qui peut durer une demi-
heure, la pensée doit se concentrer exclusivement sur lui. Se répéter mentalement, ou à haute
voix, des paroles affirmatives de réussite.

La difficulté de cet exercice réside dans la concentration absolue et soutenue ainsi que dans la suggestion que l'on doit se donner. Si l'on arrive pas à se convaincre assez intimement de la réussite, le résultat ne se manifestera pas puisque la matière astrale n'aura pas été mise en action. Cet exercice devra être répété à diverses reprises, tout en poursuivant la même réalisation jusqu'à sa réussite. Ce procédé très puissant peut être appliqué au bonheur, à l'amour, à la santé ; il fournira en tous les cas, des résultats stupéfiants. Celui qui désirera l'entreprendre avec succès ne devra pas poursuivre la réalisation de choses trop difficultueuses et posséder la complète maîtrise des exercices qui précèdent.

EXERCICE 16

Cet exercice facilitera le précédent. Chercher à se représenter une image mentale, d'objets, de monuments, de personnes, visages, etc., que vous avez vu représentés ou que vous connaissez. Plus cet exercice sera répété, plus l'image acquerrera de netteté. Cette représentation est très forte pendant le rêve, alors que devant nos yeux mentaux défilent des scènes que nous croyons réelles.

EXERCICE 17

L'exercice 15 peut être appliqué avec la Céphalose à se perfectionner à acquérir plus de confiance en soi. Son application à la beauté des formes du visage, sera intéressante puisqu'il sera possible de modifier la partie du visage que l'on désire. Ayant concentré sa volonté sur le résultat que l'on veut obtenir et les deux index enduits de « *Baume antique* », on massera la partie du visage que l'on veut changer. On peut, par ce procédé, faire grossir ou maigrir un endroit déterminé, atténuer, puis faire disparaître les rides les plus prononcées.

EXERCICE 18

Principalement chez les gens impressionnables et nerveux, la perturbation dans le flux sanguin, occasionnées par les chagrins, les malheurs les contrariétés, les maladies, éprouvés par eux-mêmes ou par leur entourage, causent des impressions vives, apportant des désordres plus ou moins graves dans leur organisme : ces perturba-

tions sont dues à l'action nuisible de fluides toxi-
ques, qui nous génerons ; sachons donc conserver notre sang froid, lors de ces circonstances
malheureuses et cherchons à éloigner de notre
esprit les pensées de malheur et d'ennui, dépri-
mantes au plus haut degré. Si nous restons gais
et jeunes en pensée, notre corps et notre esprit sauront suivre cette ligne sage de conduite
que nous leur auront tracée.

EXERCICE 19

Cet exercice est destiné avec le Cristallogène à
développer la puisssance de suggestion des yeux
les principaux facteurs de l'influence magnétique
par une sorte de culture du regard. En ayant
l'habitude de regarder votre interlocuteur entre
les deux yeux lorsque vous lui adressez la parole
vos affirmations obtiendront plus de poids et
vous pourrez mieux le convaincre. Apprenez
donc à regarder d'une manière fixe et déterminée.
Pour acquérir cette assurance, placez-vous devant un miroir et fixez-vous entre les deux yeux
pendant le plus de temps possible sans qu'aucun
mouvement de nervosisme ne se manifeste dans
vos paupières. Après quelques jours d'exercice,

il vous sera possible de vous regarder un quart d'heure, sans fermer les paupières.

EXERCICE 20

Tracer sur une feuille blanche, un rond que vous noircissez intérieurement, puis fixer cette feuille sur le mur à la hauteur de vos yeux. Faire ensuite accomplir à la tête un mouvement de rotation sans que le regard puisse quitter un seul instant le point noir et tout en conservant les yeux grands ouverts.

Accomplir ce mouvement dans les deux sens.

L'étudiant devra pratiquer très assidûment ces exercices, s'il désire obtenir les résultats qu'il en attend.

Si nous n'avons pas mis entre ses mains la baguette qui crée des merveilles, nous sommes certains du moins, des bienfaits qu'il pourra retirer en se conformant à cette courte méthode. A celui qui désirerait poursuivre des études supérieures d'occultisme et être éclairé sur les plus profonds mystères qui nous entourent, nous conseillons la lecture des *Nouveaux Horizons de la Vie* et du *Traité Pratique d'Hypno-Magnétisme*.

LA PHSYCHOLOGIE DE L'AMOUR

Quelques Moyens de Plaire aux Femmes

C'est à tort qu'on accuse les femmes de n'être sensibles qu'à la beauté corporelle ; très souvent, le contraire a lieu. Il est des jeunes gens, beaux comme Adonis, qui n'ont point de réussite auprès du beau sexe, tandis que des hommes très laids éveillent chez lui l'intérêt et la sympathie La raison n'est pas dans le fait qu'elles donnent la préférence aux hommes intelligents et spirituels, ni à ceux qui leur adressent des flatteries et des hommages ; il y a une manière de se comporter dans ses relations avec les dames, qui ne peut être enseignée que par elles, et celui qui ne la possède pas, fut-il doué de tous les avantages intérieurs et extérieurs, n'obtiendra pas de succès et ne leur plaira pas.

Des prévenances qui ne doivent pas être trop grandes, ni trop remarquables pour faire sensation ou pour occasionner une compensation et pas non plus secrètes au point de passer inaperçues ; de petites attentions fines, à peine dignes de remerciements, ne donnant lieu à aucune prétention, mais qui méritent toutefois d'être prises en considération. Une sorte de langage des yeux, autre cependant que les œillades amoureuses, qui sera compris par un cœur tendre et sentimental, mais qui ne doit pas être exprimé par des mots. Une manière d'être libre, candide, qui ne doit jamais dégénérer en une familiarité vulgaire, un certain élan romanesque, tenant le juste milieu entre la douceur et l'exaltation, l'habileté, l'agilité, des talents agréables, — voilà à peu près, ce qui, chez les hommes, peut plaire aux dames.

Il convient de rappeler encore que les femmes aiment chez les hommes la propreté et un vêtement choisi, exempt d'excentricité et qu'elles remarquent facilement, d'un seul regard, de petits défauts et des négligences dans la tenue.

N'adresse pas tes hommages en même temps à plusieurs dames, dans un même lieu et de la même manière, si tu vises à obtenir la sympathie et la préférence d'une seule. Elles nous pardonnent de petites infidélités et parfois même on peut ainsi gagner dans leur faveur, mais dès l'instant qu'on leur parle de sentiments, on doit éprouver ce que l'on dit et ne l'éprouver que pour elles. Dès qu'elles remarquent que tu colportes tes tendresses de l'une à l'autre, tout est fini. Elles veulent, en fait de sentiments être à nous sans partage.

C'est pourquoi, tiens-toi sur tes gardes de ne jamais adresser à une dame des éloges trop flatteurs sur le compte d'une autre, surtout si cette dernière peut passer pour sa rivale en présomptions. Tout homme qui possède sur ses semblables une supériorité marquante aime à se faire admirer; dans une plus forte mesure encore; ceci est vrai pour les dames, soit au point de vue de la beauté, du bon goût, du luxe, des talents, de l'esprit souple ou d'autres qualités encore. Il convient donc de ne jamais établir une comparaison entre la femme à laquelle tu parles et ses enfants ou n'importe qu'elle autre personne.

La plupart des femmes veulent être diverties sans cesse. Un compagnon agréable leur plaît souvent mieux que l'homme digne, logique et méritoire, qui ne parle que sagesse ou qui préfère se taire au lieu de dire de vaines paroles. Mais il est de fait que rien ne les entretient mieux qu'un discours panégyrique ne dépassant pas le bon sens, et à ce sujet la majorité des femmes ne le prennent pas de si près.

La curiosité joue aussi un rôle prépondérant dans le caractère féminin, et dans les relations avec les dames nous devons tenir compte de ce facteur, l'éveiller au besoin, l'entretenir et le satisfaire suivant les circonstances.

« Si tu veux te mettre dans les bonnes grâces des dames, confie-leur un secret ! » Bien entendu un secret de peu d'importance, mais après tout, certaines femmes ne sont-elles pas plus discrètes même que les hommes ? Tout dépend ici de la nature du secret.

Les femmes les plus vertueuses sont d'humeur plus variable et de tempérament moins stable que les hommes.

Ne vous étonnez donc pas, si vous ne consta-

tez pas tous les jours le même degré de sympathie et d'amour dans les yeux des dames dont
l'inclination vous est précieuse. Supportez ces
caprices passagers, mais prenez garde en de telles circonstances de les importuner par votre
présence ou de leur adresser vos plaisanteries ou
vos consolations ; réfléchissez plutôt à ce qui
pourrait leur être agréable dans ces dispositions
d'esprit et attendez patiemment le moment où
elles-mêmes apprécieront votre indulgence et
vos égards pour réparer leurs torts.

Le sexe féminin possède le don de cacher ses
sentiments et une subtilité extraordinaire dans
l'art de feindre. Donc nous ne devons pas leur
faire de reproches, lorsqu'elles paraissent parfois autres que ce qu'elles sont ; mais nous en
devons tenir compte dans nos relations avec elles.
Il ne faut pas toujours croire que celui qu'elles
traitent avec une froideur non dissimulée leur
est indifférent, ni non plus qu'elles s'intéressent
réellement à celui avec lequel elles sont en rapports intimes et qu'elles semblent combler de
faveur. Très souvent elles font cela pour cacher
leur jeu, si ce n'est pas par pure taquinerie, par
caprice ou par entêtement.

Les Cotés Faibles du Caractère Féminin
Comment on doit en Tirer Profit

Les femmes ont entre elles plus de ressemblance que les hommes. Elles n'ont en réalité que deux passions : la vanité et l'amour. Ce sont là leurs signes distinctifs. Sous le rapport de l'ambition, la femme peut être une Agrippine et sous celui de la sensualité une Messaline De tels exemples sont cependant rares. En général, tout ce qu'elles disent au fond tend à satisfaire leur vanité ou leur amour. Ce qui les flatte le plus, leur plaît le mieux, et elles préfèrent celui qu'elles croient être passionnément amoureux d'elles. Nulle flatterie ne leur paraît exagérée ou trop anodine Elles recherchent avidement les premières et accueillent les dernières avec reconnaissance. Aucune flagornerie, à condition qu'elle soit inspirée par l'amour, ne leur paraît inacceptable. Elles n'oublient et ne pardonnent jamais une parole ou une action qui, bien qu'innocente, pourrait trahir le dédain ou le mépris. C'est en toute confiance que tu peux flatter toutes les femmes en vantant leur esprit distingué, ou leur bon goût, jusque dans le choix de leur éventail. Chez les femmes d'une beauté incontestable, comme chez les plus laides, c'est leur bel esprit qu'il faut exalter. Chez celles qui tiennent le milieu, c'est en exaltant leur beauté ou tout au moins leur grâce qu'on obtient les plus grands succès. Car celle qui n'est pas absolument laide se tient pour belle. Mais comme elle se l'entend dire rarement, elle est d'autant plus reconnaissante à ceux qui le lui disent. Celle qui a la conviction d'être belle et qui l'est en réalité, considère les hommages qu'elle reçoit à ce sujet comme un tribut qui lui est dû, mais elle aspire à briller par son esprit et à être appréciée pour son intelligence. Une femme qui est laide au point de s'en rendre compte elle-même, reconnaît de suite qu'elle ne peut briller que par son esprit, ce qui est très probablement sous plus d'un rapport son côté faible.

En général, on peut dire que les flatteries adressées à une vraie beauté ne sont jamais exagérées au point qu'elle les prenne en mauvaise

part. Rarement la nature en a créé une assez
laide pour qu'elle reste insensible aux compliments qu'on lui adresse. Si son visage est anti-
pathique au point qu'elle en a conscience elle-
même, elle croit que sa taille et son expression
doivent amplement compenser le déficit. La
forme de son corps manque-t-elle d'élégance, elle
est persuadée que son visage remédie au défaut.
Lorsque ni le visage, ni le corps ne sont beaux,
elle se console en pensant qu'elle a quelque chose
d'agréable, un certain « je ne sais quoi » indé-
fini, qui est encore plus frappant que la beauté.
La vérité de cette affirmation ressort de la toilette recherchée et tapageuse, qui est généralement l'apanage des femmes les plus laides.

Si un homme parle de ses succès auprès des
dames ou y fait allusion, le beau sexe le croira
rarement, mais s'il le croit, il le blâmera ; si
l'homme n'en parle pas, la femme supposera
qu'il obtient plus de succès qu'en réalité. C'est
donc sa réputation d'être discret qui lui procure
ici la réussite.

Les femmes ont peu d'estime pour les hommes
qui ne jouissent pas de la considération des autres. Elles les considèrent comme des objets de

ménage qu'elles changent lorsqu'elles en trouvent de meilleurs. Elles choisissent leurs favoris plus d'après la renommée dont ils jouissent que d'après leur intelligence. L'homme dont elles entendent chanter les louanges est toujours le bienvenu auprès d'elles. Une telle conquête flatte leur orgueil, qui est pour ainsi dire la passion la plus forte qui les domine. Elle ne peuvent résister à une brillante réputation.

Les plus petites politesses plaisent aux femmes, les plus grandes les enchantent. Tu leur tournes la tête à ton avantage en montrant de l'estime pour leur esprit, en leur demandant des directions et des conseils relatifs à tes affaires et ayant l'air de te fier à leur vertu.

L'occasion de consacrer ses attentions aux dames s'offre continuellement et si elle ne se présente pas, provoque-la toi même. Ovide conseille à son héros d'essuyer la poussière sur le cou de sa bien-aimée, lorsqu'il est assis à côté d'elle, au cirque, et de le faire même s'il n'y en a point.

La pratique « des attentions » constitue la partie la plus importante dans l'art de plaire, car elle flatte l'amour-propre féminin, en un mot, elle est au-dessus de toute autre politique.

Une politesse empressée, gracieuse, obligeante et séduisante ne peut manquer de te gagner la bienveillance et la sympathie particulière des dames. Il te faut veiller attentivement à toutes leurs passions, leurs goûts, leurs petits caprices, leurs faiblesses et les prévenir. En même temps, tu dois faire cela avec empressement et bonne humeur et non comme si tu condescendais à te conformer à leurs faiblesses.

Plus tu témoigneras d'empressement dans les choses de peu d'importance, plus tes petits services seront appréciés. Prends conseil de ton propre cœur et pense combien ces petites attentions, si elles t'étaient adressées, flattteraient ton amour-propre et ta vanité, deux sentiments dont aucun homme n'est exempt ; pense combien un tel procédé te rendrait son auteur sympathique et comme tu serais disposé à accepter et à approuver tout ce qu'il dirait ou ferait.

Chez les femmes, les mêmes causes produiront les mêmes effets.

L'Audace est le Talisman du Succès

—

Un danger pour un jeune homme encore novice en amour, c'est « l'air hautain » de certaines femmes. Les femmes hautaines sont facilement offensées par une plaisanterie. Leur manière d'être hautaine n'est que l'expression d'une certaine crainte qu'elles éprouvent aussi bien envers les hommes qu'envers elles mêmes.

Comme le dit le poète, c'est par une fine moquerie que l'on dompte le plus facilement les jeunes filles hautaines, car on établit ainsi sa supériorité. Mais lorsqu'on les a rendues sentimentales, il faut se garder de les taquiner et de les tourner en ridicule, une seule fausse manœuvre peut ici tout compromettre.

Les prudes et celles qui paraissent inaccessibles ne peuvent être conquises que par la persévérance et le sang froid. Ce sont ici les caractères tenaces qui atteignent le but, c'est-à-dire ceux qui, à l'instar de nombreux et célèbres exemples de l'histoire, ont été éconduits dix fois, mais qui savent toujours se présenter à nouveau comme aspirant, ceux qui savent évincer tous leurs rivaux et qui font preuve de plus de force de volonté que de sentiment, pour assiéger la dame de leur choix de telle façon qu'elle ne peut plus leur échapper, car elle considère toute résistance comme inutile. Tandis que l'homme plus sentimental aurait rétrogradé au premier signe, les autres recueillent le fruit de leur ténacité, lorsque l'orgueilleuse fiancée, dans son jargon spécial, qui n'est compris que de ses semblables, exprime le revirement de ses principes, si souvent hautement affirmés en disant : Que devais-je faire ? Je l'ai pris pour en être débarrassée. »

Les dames laconiques sont aussi très difficiles à conquérir pour les hommes. Deux êtres qui veulent s'entretenir le peuvent difficilement lorsque l'une des parties est complètement passive et renfermée et qu'elle ne parle pour ainsi dire pas répondant à peine par un « oui » ou par un « non ».

Il convient alors à celui qui veut conquérir cette femme de faire usage de la Cephalose. En stimulant son esprit, en aiguisant ses facultés, il trouvera facilement les à propos et les bons mots qui sont les avant-coureurs des entretiens familiers et des confidences sentimentales.

L'Art d'Evincer ses Rivaux

—

Les deux prétendants se rendent désagréables aux yeux de leur bien-aimée si leurs efforts tendent communément à s'exclure, à s'évincer l'un l'autre. Mais si l'un des deux a le sentiment de pouvoir se dominer au point de paraître toujours gai et poli, sans prendre une attitude forcée envers son rival, comme si toute dispute entre eux n'avait pas sa raison d'être, il est certain qu'il plaira davantage à la personne courtisée et que son rival sera ainsi dix fois plus humilié et découragé, pour la bonne raison qu'à ses yeux, une telle domination de soi-même apparaît comme une preuve certaine de la victoire et du triomphe de son concurrent ; dans son exaspération, il offensera la dame, d'où naîtra très probablement la dispute entre eux.

Rappelle-toi qu'en ce monde, il n'y a pour un homme d'honneur que deux conditions à suivre, ou bien être très poli, ou bien confondre ses rivaux. Si l'un d'eux t'offense et t'injurie ouvertement et avec préméditation mets-le hors de combat, mais s'il ne fait que te nuire, la meilleure vengeance que tu puisse en tirer est de te montrer très poli dans tes relations avec lui, bien que tu fasses en même temps tous les efforts pour amoindrir son prestige et pour le supplanter.

Ceci ne constitue en rien un acte de mauvaise foi et n'est pas non plus de l'hypocrisie coupable.

Le résultat d'un tel procédé sera avant tout de mettre tous les rieurs de son côté, ensuite il ne peut manquer de plaire à la dame que l'on veut conquérir, au point qu'elle reconnaîtra d'emblée que l'on s'est comporté correctement dans toute l'affaire. Le monde ne juge pas d'après la réalité, mais d'après les apparences. Bien peu de gens se donnent la peine d'approfondir la première et moins encore sont disposés à le faire. Celui qui s'applique à agir toujours correctement en de tels cas, peut impunément s'écarter d'autres principes plus essentiels, car la dame a la volonté et le désir de l'excuser. Chez neuf personnes sur dix, les bonnes manières sont regardées comme le signe d'un bon naturel, et elles considèrent les politesses comme des services rendus.

La Conquête de la Fortune

Le proverbe dit « que les mariages sont écrits au ciel », mais c'est sur la terre qu'ont lieu les fiançailles, c'est pourquoi des gens raisonnables qui veulent se fiancer doivent non seulement consulter leur cœur, mais aussi leur bon sens. Des fiançailles où l'amour n'est pour rien sont ridicules, mais il en est de même aussi de celles où, dès le premier jour du mariage déjà il s'agit de régler la question des économies à faire dans l'avenir pour pouvoir s'en tirer.

De telles préoccupations détruisent dès le début la tranquillité et la paix, les soucis s'installent au foyer, ils rendent nerveux et agité, produisant ainsi des tiraillements dans le ménage. Comme dit Baudissin, « aujourd'hui bien des personnes avant de brûler leurs ailes au flambeau de l'hymen, feraient bien de réfléchir un peu à l'avenir, elles devraient se demander si la situation dans laquelle elles se trouvent est solide durable et rémunératrice. Le mariage n'est pas un métier, et si tout en espérant une brillante situation on n'a qu'un emploi peu lucratif et que la famille augmente rapidement, on a tout le loisir de faire des réflexions qui ne sont pas toutes roses. »

Lorsqu'on a obtenu son entrée dans la société l'on peut faire le choix d'une jeune fille et poursuivre son but tranquillement mais sûrement. Rien n'empêche de s'éprendre sérieusement d'elle, car un amour sincère est généralement payé de retour. Bien entendu, il ne s'agit ici que d'un amour réalisable, car si un monsieur veut épouser une jeune fille, il ne doit faire son choix que parmi celles qu'il peut véritablement conquérir.

Aucun homme ne doit s'effrayer d'adresser ses hommages à une jeune fille plus fortunée et plus haut placée que lui dans la société, et de songer sérieusement à sa conquête. Dans la « Flûte enchantée » on trouve ces paroles : « Je ne peux pas forcer ton amour » ; effectivement, un monsieur ne peut exiger d'une dame qu'elle accepte ses avances si elle ne les paie pas de retour. Une dame peut penser ce qu'elle veut de son adorateur, rien ne lui concède le droit de se moquer de celui qui lui confie ses sentiments et de le repousser avec un sourire ironique. Ce qu'un homme peut offrir de plus précieux encore

que son argent, c'est son nom, sa position et toute
sa personnalité et lorsqu'il le fait, il n'y a que
des jeunes filles sans éducation et sans politesse
qui puissent y trouver un sujet d'hilarité ou de
moquerie.

Ce serait commettre une faute grave, si un
monsieur s'avisait de vouloir charmer immédiatement une jeune fille qu'il veut conquérir. Il ne
ferait ainsi que dépenser tout son prestige en
temps innoportun. Il en serait ici de même que
dans une conversation dont les débuts ont été
très spirituels et qui tombent bientôt tandis que
les meilleures causeries sont souvent celles qui
commencent par une phrase banale.

Les messieurs qui, par leur situation, sont for-
cés d'épouser une jeune fille fortunée, doivent
avant tout se garder de s'exposer à recevoir un
refus. Celui qui, en de telles circonstances, n'est
pas accepté, aura certes l'intelligence de ne pas
se blâmer lui-même en racontant sa déconvenue.
Mais malheureusement les femmes vaniteuses se
glorifient pour ainsi dire, d'avoir refusé de nombreuses demandes en mariage.

De la Diplomatie en Nature de Dot

Une jeune fille ne pourra jamais aimer passion
nément un homme qui, dès le début, s'est présenté à elle comme candidat au mariage.

Réfléchissez donc, mon cher ami, avant d'offrir le spectacle comique d'un homme cherchant
une femme, confessez plutôt ouvertement votre
apathie pour le mariage, mais ne vous gênez pas
de vous montrer de temps en temps en compagnie de demi-mondaines où les jeunes filles sont
cependant admises, c'est-à-dire un peu partout.
Votre réputation de célibataire systématique, in-
carné, étant suffisamment établie, vous pouvez
alors commencer en prévision de succès l'étude
secrète de celle que vous voulez choisir pour
votre femme.

Et comment devrez-vous vous comporter envers elle.

Je pense que vous me comprendrez suffisamment bien, si je vous dis simplement : « Faites

comme si vous vouliez faire d'elle votre maîtresse ! »

Je ne sais si vous avez lu une pièce intitulée :
« Philiberte, » qui a pour auteur Emile Augier.
Elle a l'inexcusable défaut d'être écrite en mauvais vers, mais elle contient une scène incomparable. L'héroïne, « Philiberte » est riche, distin-
guée, mais laide. Elle se méfie de ses prétendants. Un de ceux-ci la courtise assidûment et
lui plaît, mais de peur d'être prise uniquement
pour sa dot « Philiberte » répond négativement
à la demande en mariage. Or, dans la scène dont
je vous parle, le prétendant en question est réellement amoureux d'elle, et, fatigué d'essuyer
toujours des refus, il demande tout simplement
à la jeune fille de devenir sa maîtresse. Et voilà
« Philiberte » bien heureuse, car ce n'est pas
pour sa dot qu'on la recherche, mais pour elle-
même.

Du Coéficient de la Résistance Féminine

Marcel Prévost, dans un subtil dialogue nous
donne une fine peinture de la fidélité :

« Sérieusement parlé, mon cher Emile, vous qui avez la conscience chargée de si nombreux adultères, vous ne me répéterez pas les phrases banales que j'ai si souvent entendues, c'est-à-dire qu'il y a encore des unions excellentes, des exemples où les femmes sont sincèrement dévouées à leurs maris et incapables de les tromper. Il se trouve en effet, des femmes fidèles, mon cher ami, et j'ai essayé d'établir leur nombre en me basant sur mes expériences et mes appréciations ; mais ceci nous conduirait trop loin si je me proposais de vérifier encore une fois ce compte avec vous : au surplus, avec un peu de réflexion, vous ne manquerez pas d'arriver vous-même au même résultat.

« Dans les classes ouvrières et chez les paysans, la fidélité de la femme n'est qu'une exception, vous en conviendrez avec moi. Dans la haute société mondaine..... mais n'en parlons pas, cela vaut mieux. Il ne reste donc que la modeste bourgeoisie chez laquelle la vie de famille se présente sous des auspices plus favorables, uniquement par manque d'occasion. En tenant compte de toutes les classes, on ne trouvera, d'après mon estimation, qu'une femme fidèle sur cin-

quante, ce qui fait le deux pour cent et partant,
natre-vingt-dix-huit maris trompés sur cent ; je
n'exagère absolument pas. Dieu merci, il n'y a
qu'un petit nombre de ces tromperies conjugales
qui dégénèrent en scandales. C'est ce qui maintient l'illusion Au surplus les hommes se ven-
gent, sur mille ou deux mille maris, y en a t il
un seul de fidèle ? »

Voici comment en parle Prévost dans « les
causeries d'une Parisienne sur l'Amour et le Mariage.

« Au bord de la Manche ou de l'Atlantique,
une petite baie, où viennent s'entasser les sables
et les galets est un endroit neutre, où les gens du
monde entier se rencontrent. De modestes mé-
nages à condition que la maîtresse de maison
sache établir son budget peuvent se rendre à
Dieppe, Etretat, et même Trouville, pour y passer agréablement un mois, sans dépenser beaucoup d'argent. Le costume de la plage coûte si
peu et sied si bien ! Voilà pourquoi toute une
avalanche de jolies petites bourgeoises, sortant
de leurs cabines aux heures des bains, se trouvent toutes confuses et toutes heureuses parce
que des messieurs, en costume de flanelle rayée,

se mettent en mesure d'observer leurs hanches et autres charme à l'aide de jumelles, ou parce qu'un prince quelconque a pris une photographie instantanée de leur visage ruisselant d'eau. Ah, ces femmes de la petite bourgeoisie aux bains de mer ! Elles posent le germe de l'amour pour l'hiver qui suivra. Les jeunes gens savent très bien qu'ils peuvent en préparer là toute une moisson. Lorsqu'une pauvre femme a passé toute l'année à Paris, enfermée dans une vilaine chambre, en compagnie d'amis ennuyeux et maladroits, et qu'elle se trouve tout-à-coup transportée au milieu des femmes de la mode des grandes villes, élégantes et coquettes, elle est toute désorientée.

« Le plus souvent, son mari n'est pas même là pour lui rappeler ses devoirs et pour la tenir en bride, il ne vient que le samedi soir pour rester jusqu'au lundi. Cette atmosphère, chargée d'intrigues amoureuses, la grise, l'enveloppe, comme la fine écume qui frange les vagues. Elle perd la tête, se laisse ravir le cœur et lorsqu'elle est de retour à Paris, elle accorde au ravisseur encore tous les autres privilèges.

« Les femmes de la petite bourgeoisie sans leur

mari sont les premières prises par le chasseur ex_
périmenté. Une autre, non moins abondante, c'est
la jeune fille étrangère, la petite coquette, qui,
dès l'âge de quatorze ans, s'amuse à exciter les
messieurs et qui, après s'être exercée à ce jeu
pendant trois ou quatre années, commence
elle-même à être troublée. Il y a des amateurs
particuliers pour ces intrigues-là. Elles ne sont
rien moins que commodes, car si libre que soit
une jeune Péruvienne ou Mexicaine, on ne peut
pas être seul avec elle, comme avec la femme de
la bourgeoisie, dont le mari est assis à son pupi-
tre au ministère des finances. Mais ces caresses
dérobées, ces intrigues muettes, ce baisers rapidement échangés dans la cabine, ce laisser-aller,
sont un fort stimulant pour le cerveau et les sens
des hommes blasés. Et plus d'un se laisse prendre, même parmi les plus habiles, et il se hâte
en automne d'épouser la petite Péruvienne. Mais
alors, il a ri pour toujours. »

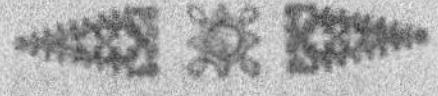

(PH. 5)

Les Secrets de Don Juan

Toutes les demoiselles sont animées du désir d'être guidées et sont toujours heureuses lorsqu'on leur réserve une surprise. Elles sont docile, comme des agneaux quand, d'un air tout naturels on prend leur bras, pour les faire monter dans une voiture, dans un bateau, ou pour leur faire franchir le seuil d'une porte ; mais elles se défendent comme des possédées aussitôt que l'on commence à parlementer avec elles. Le baiser sollicité est presque toujours refusé ; le baiser ravi presque toujours pardonné !

Celui qui veut conquérir une femme ne doit pas non plus paraître épris d'elle. Plus il fait preuve en cette occasion de liberté d'allure et d'indépendance, plus il affermira sa puissance. Le jeune homme doit toujours se rappeler, au moment où ses désirs deviennent passionnés, qu'il est menacé eu plus grand danger de ne pas les voir s'accomplir, qu'il perd ainsi d'avance la moitié du terrain gagné et qu'il n'y a qu'un seul moyen de le reconquérir : ne trahir ni par un regard, ni par un mot qu'il se trouve au pouvoir de celle que de son côté il veut conquérir.

Aucun joueur ne montre ses cartes à son adversaire. Certes le moyen le plus sûr de fortifier une position à moitié perdue sera encore, toujours pour celui dont l'amour était trop apparent, de se retirer et de feindre, par des regards froids, une altération de ses sentiments. Les jeunes filles sont des artistes dont cette tactique-là et remportent par une indifférence bien jouée les plus sûrs triomphes ; il est toujours prudent de s'instruire aux dépens de son ennemi.

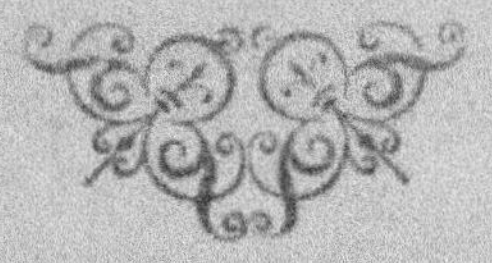

LE CONTACT CORPOREL

Personne n'ignore que le contact d'une partie du corps, même à travers les habits, a quelque chose d'attrayant, de sympathique, c'est ce qui devrait engager chaque candidat au mariage à en faire l'essai, d'autant plus qu'il est bien facile d'atteindre ce but, sans commettre d'indiscrétion, à condition toutefois que ce contact se fasse à l'improviste, d'une manière brève et sans éveiller l'attention.

Un courant magnétique s'établit d'un corps à l'autre et même Socrate en eut conscience et le sentit durant six semaines, lorsque la belle Laïs eut mis furtivement la main sur son épaule.

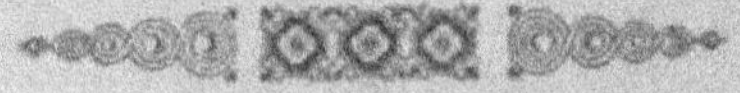

LA FEMME ET LE MARIAGE

Lorsque, chez une femme, la sensualité est en jeu, il devient difficile pour elle de défendre sa vertu. Mais chez les jeunes filles, ceci n'est presque jamais le cas.

Même les hommes connaisseurs, excités par leurs passions, portent un jugement faux et ridicule en pensant que des jeunes filles à peine nubiles sont mûres pour l'amour et les intrigues. La sensualité doit être cultivée et éprouvée, sa perpective doit être inculquée dans l'âme par l'esprit, et, à l'inverse de la sensualité, l'esprit doit être fructifié par le développement de ses richesses sans fin. — Tels sont les procédés propres à développer les mystères de l'amour. Les toutes jeunes filles (Dieu merci) sont trop innocentes, trop naïves, trop élémentaires, trop peu passionnées pour se permettre ce luxe de sensualité et d'esprit ; elles sont trop enfant pour sentir l'abîme qui existe entre la nature et l'esprit et pour fortifier la sensualité par la réflexion ; ceci sera reconnu par tout homme raisonnable.

Si ce simple fait connu, dit Hessen avec raison, les jeunes messieurs pourraient s'épargner des erreurs préjudiciables et funestes en croyant que les mêmes sentiments passionnés dont eux-mêmes sont animés sont partagés par la jeune fille. La jeune fille ne cherche en l'homme qu'elle aime que la possibilité pour elle d'assurer son avenir comme femme et comme mère, avec tous ses attributs. Même durant les rares jours où leurs sens sont plus excités, leur désir n'affecte aucune forme déterminée, si elles n'ont pas été préalablement entraînées par de mauvaises lectures, ou par la séduction. Bien que l'irréalisation de leur désir puisse à la longue avoir des conséquences aussi fâcheuses pour elles que pour les hommes, jamais elles ne sont exposées à une tentation aussi puissante et irrésistible que c'est le cas pour ces derniers. Il y a aussi nombre de femmes qui, après un mariage riche en progéniture, se demandent pourquoi en réalité Léandre traversait chaque nuit l'Hellespont à la nage, et il y en a d'autres qui prétendent que la plus grande jouissance sexuelle qu'une femme puisse éprouver consiste à allaiter un enfant.

Il est notoirement connu parmi les hommes que nombre de femmes, même dans le mariage, restent insensibles aux attraits de la sensualité et n'éprouvent rien des joies tant vantées de l'amour. Généralement, on qualifie ces femmes « de natures froides » et leur type a probablement été dépeint pour la première fois par Rousseau, en la personne de Mme de Warens voir Confession).

Les connaisseurs de femmes savent qu'il est possible de conquérir l'amour de ces femmes-là, aussi et plus facilement que celui des natures plus passionnées. La coquetterie ne dépend absolument pas de la sensualité. Même la femme froide veut plaire et cela peut-être d'autant plus qu'elle a conscience de ce défaut naturel.

(Lire à ce sujet *Secrets d'Alcôve et d'Ultime Beauté*).

TABLE DES MATIÈRES

IMPRIMERIE DES GALERIES LAFERRIÈRE, PARIS.

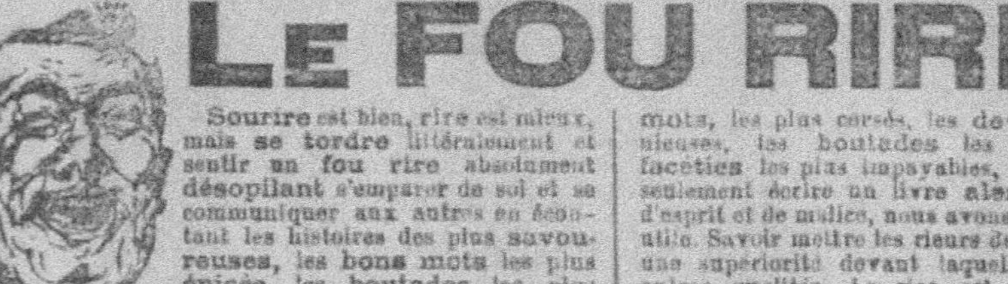

LE FOU RIRE

Ouvrage où l'on se tord

Sourire est bien, rire est mieux, mais se tordre littéralement et sentir un fou rire absolument désopilant s'emparer de soi et se communiquer aux autres en écoutant les histoires des plus savoureuses, les bons mots les plus épicés, les boutades les plus corsées, les paillardises les plus spirituelles qui existent, telle est la joie délirante, hilarante, débordante, affolante, que vous savourerez en lisant ce livre étonnant et sans pareil.

En condensant les anecdotes amusantes, les bons mots, les plus corsés, les devinettes les plus ingénieuses, les boutades les plus irrésistibles, les facéties les plus impayables, nous n'avons pas voulu seulement écrire un livre alerte, jovial, pétillant d'esprit et de malice, nous avons aussi voulu faire œuvre utile. Savoir mettre les rieurs de son côté, c'est s'assurer une supériorité devant laquelle s'effacent toutes les autres qualités. Le rire est l'élément essentiel des sympathies et des familiarités. — FEMME QUI RIT, EST DÉSARMÉE.

Avoir toujours le mot pour rire, voilà dans ce beau pays de France, l'un des secrets de la fortune et des bonnes fortunes.

Prix franco: 3 fr. 50 en mandat, bon ou timb.-poste. Ecrire: Librairie GUÉRIN, 17, rue Laferrière, Paris.

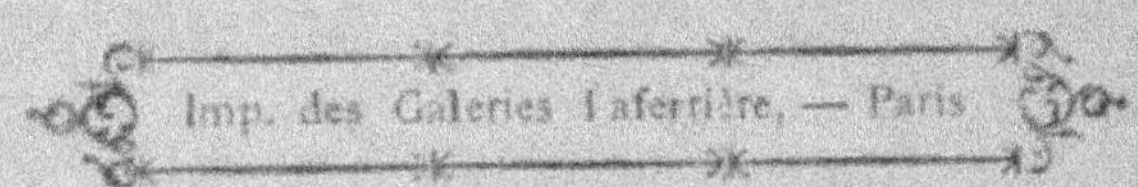
Imp. des Galeries Laferrière, — Paris

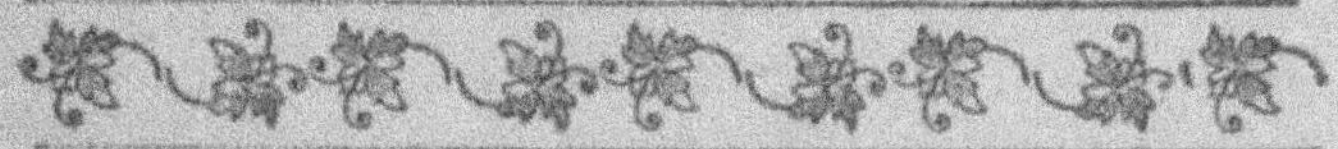

sans **aucun danger** pour la femme de devenir enceinte.

AMOUR ET SÉCURITÉ dévoile et porte à la connaissance du grand public des secrets restés jusqu'à présent le privilège de quelques rares initiés.

AMOUR ET SÉCURITÉ est destiné à opérer une véritable, mais pacifique révolution sociale : à préserver de la honte et du désespoir des familles dont les filles, vaincues par les séductions de l'amour, succombent à la tentation.

Pénétré de cette vérité que les mariages tardifs et de moins en moins nombreux résultent de cette perspective désormais effrayante, en raison des difficultés toujours grandissantes de l'existence, d'une paternité presque immédiate et d'une nombreuse postérité, l'auteur a la conviction de les encourager, de les provoquer en entourant l'hymen, **sans nuire aux délices de la volupté**, de cette sécurité qui consiste à limiter à son gré à sa convenance, selon son bon plaisir, le nombre de ses enfants.

Dans une étude des récentes découvertes scientifiques sur la **procréation volontaires des sexes** il pose les règles certaines, contrôlées par l'expérience, confirmées par des résultats probants, qui permettent d'avoir à volonté des garçons ou des filles.

Aux stériles qui se consument en de vains effortt, il donne l'espérance et la joie en les initiant aux secrets de la **fécondation artificielle**.

Dans une étude complète des maladies vénériennes, il apprend à reconnaître les signes et les symptômes révélateurs de leur présence et en indiquant comment on peut s'armer contre les atteintes perfides et infectieuses de la contagion, il donne la *certitude* de la *prévenir* et de l'*éviter*. Dans un chapitre précis, clair et pratique, il enseigne les meilleurs moyens de les guérir rapidement et sûrement.

« Douze recettes utiles et intimes » et quelques « secrets d'alcôve » complètent et parfont ce volume admirable, unique, qui réalise une véritable innovation.

L'étonnante rapidité avec laquelle il se propage démontre, mieux que tout autre argument, qu'il répond à un besoin réel qu'il satisfait à de constantes et unanimes préoccupations.

Il assure à tous dans l'accomplissement de l'acte le plus désirable, le plus impérieux, le plus légitime de la vie, la quiétude, la tranquillité, la sécurité.

AMOUR ET SÉCURITÉ se recommande seul, parce qu'il est **utile, nécessaire, indispensable**.

Poursuivi en cour d'assises et acquitté, cet ouvrage en dépit des violentes polémiques qu'il a soulevées, est aussi légal qu'instructif, si bien qu'il est indispensable à la jeunesse des deux sexes et que sa place est toute indiquée dans les corbeilles de mariage.

Historique et Analyse de l'Ouvrage

Amour et Sécurité

Les livres, comme les hommes, sont appelés à jouer un rôle plus ou moins prépondérant dans la société.

Les uns disparaissent comme ils sont nés, sans bruit, oubliés ou méconnus dans la foule.

Les autres au contraire savent éveiller et surexciter l'attention publique, soulever des polémiques ardentes, acquérir un droit de priorité, qu'expliquent leurs auteurs, déjà possesseurs de noms illustres ou que justifient les idées nouvelles et puissantes qu'ils sèment dans les esprits et l'influence qu'ils exercent sur les masses.

Amour et Sécurité du Doctor Brennus est de ces derniers.

Ce livre a été et restera l'un des plus gros évènements de notre époque.

En dépit des colères qu'il a fait naître et des poursuites judiciaires dont il a été l'objet, sa place est marquée dans les annales de la littérature économique et sociale.

A notre époque de rénovations et dans ce courant d'opinions vers un avenir meilleur, les idées généreuses, philanthropiques et justes qu'il enseigne devaient dominer et assurer son succès.

Dans tous les journaux de France, sans distinction d'opinions, s'engagea dès l'apparition de ce chef-d'œuvre, une polémique ardente qui donnerait à elle seule matière à un gros volume.

Nous glanons, au hasard, quelques passages des centaines d'articles qui lui furent consacrés.

Le premier article paru disait : « Les économistes et les politiciens émus du décroissement constant de la population, ont mis en mouvement tous les rouages de la publicité pour faire entendre leur cri d'alarme. L'auteur de ce volume pense au contraire que l'augmentation du nombre entraîne fatalement l'accroissement de la misère, et il croit rendre service à ses contemporains en leur indiquant les procédés les plus efficaces pour limiter à leur gré les charges de famille.

Dans un autre grand journal de Paris très hostile nous lisons : Partant de là, le disciple de Malthus développe cette idée : « Faites l'amour mais ne faites pas d'enfants ».

L'idée serait déjà fort répréhensible, mais l'auteur d'*Amour et Sécurité* ne s'en tient point là. C'est un véritable cours qu'il fait, une leçon pratique à tous ceux qui veulent limiter « le nombre des naissances ».

Tous les systèmes sont analysés, comparés, les uns critiqués, les autres loués sans réserves, ceux-ci qualifiés d'insuffisants, ceux-là proclamés infaillibles.

Divisé en cinq chapitres, l'ouvrage débute par des explications techniques et termine par les *Secrets d'Alcôves* où un chapitre intitulé la *Première nuit de Noces* en précède d'autres plus suggestifs encore, que par respect pour nos lecteurs, nous ne citerons même pas, etc., etc.

L'un des plus répandus des journaux de province publiait :

Amour et Sécurité ! Est-ce un roman ? Est-ce un vaudeville ? C'est moins et plus. Une brochure malthusienne qu'on répand partout et qui est destinée à apprendre aux jeunes mariés sans expérience, comment il faut s'y prendre pour se donner du plaisir sans augmenter la population de la France. Nous sommes cette fois encore, en présence d'un signe des temps. Il est instructif de remarquer combien notre époque ressemble aux Sociétés des premiers siècles. Nous vivons en pleine anarchie de croyances, le goût du merveilleux s'étend comme une traînée de feu, on joue et on parie, comme on a jamais joué et parié ; on ne veut plus avoir d'enfants ; le culte du cabotinage est poussé à un point invraisemblable ; il ne nous manque aucun des traits dont on retrouve les peintures dans Lucien ou Pétrone.

Enfin, quelques jours seulement avant sa mort Francisque Sarcey écrivait :

Amour et Sécurité, tel est le titre d'un volume que je n'ai point lu ; mais, j'ai comme beaucoup d'autres, reçus à la maison le prospectus qui l'annonçait. En même temps que cet ouvrage, le prospectus en recommandait un autre qui s'intitulait l'*Avortement*.

Je vous avouerai que le prospectus ne m'avait point inquiété. C'est chez moi tous les matins une telle avalanche de livres nouveaux, de lettres et de prospectus, que je n'y attache plus aucune importance. Les prospectus surtout, je les jette le plus souvent au panier sans même y jeter un coup d'œil.

Je me souviens pourtant que j'avais un instant arrêté mes regards sur celui qui m'apportait la bonne nouvelle d'*Amour et Sécurité* et d'*Avortement* récemment parus. C'est que ces deux livres, bien qu'ils me fussent inconnus, avaient fait, grâce à un procès scandaleux, beaucoup de bruit dans le monde des lettres.

Le parquet avait cru devoir les poursuivre, et il les avait traduits, comme la loi l'exige, puisque c'était un procès de presse, devant la cour d'assises.

Le jury les acquitta. Eut-il tort ou raison ? Je me

garderai bien d'avoir un avis là-dessus, puisque je n'ai pas sur ces ouvrages d'avis personnel, ne les ayant point lus. »

Qu'importent les critiques, c'est l'œuvre qu'il faut voir.

Les théories rendues pratiques que propage *Amour et Sécurité* sont éminemment morales, parce qu'elles ont pour résultat de prévenir la misère avec son cortège inévitable de tares, de corruptions, de vices, et à ce sujet, à la requête inhumaine de certains moralistes, voulant châtier les sages, récompenser les inconscients et les ignorants, permettez-nous d'opposer les opinions de deux éminents Économistes, vrais philantropes :

... Est-ce accroître l'espèce que de procréer des myriades d'êtres, destinés à une prochaine et inévitable destruction. Des époux ne sont pas pardonnables qui, avant d'appeler un enfant dans la vie, ne prennent pas la peine d'examiner s'ils vont l'appeler à une vie heureuse ou misérable.

CH. DUNOYER,
Membre de l'Institut, Préfet de la Somme (1842).

Mémoire à Consulter..., pages 176 et suivantes, chez Delaunay. 1835.

... Tout encouragement à la population est absurde, dangereux, *inhumain* et contraire à l'intérêt de la Société et des pauvres en particulier.

... On ne saurait trop se hâter de faire disparaître tout encouragement direct à la population.

... Pour contrebalancer la force d'accroissement de la population, les familles doivent compter, *avant tout*, sur elles-mêmes sur leur travail, leur conduite, leur prévoyance et spécialement sur leur *prudence dans le mariage*.

Joseph GARNIER.

Sénateur, membre de l'Institut.

Du Principe de Population, page 207, Guillaumin, Paris 1885.

... Il serait donc sage, au lieu des encouragements que veut leur donner M. P..., d'apprendre aux chefs de *familles nombreuses* qu'ils sont les créateurs de l'incertitude de la vie qui tourmente la moitié de la population française et de la noire misère qui en écrase un autre quart ; de leur enseigner les moyens que fait connaître la science, de n'avoir que les enfants qu'ils peuvent convenablement nourir et élever, d'employer à la diffusion de cette vérité et de ces notions d'hygiène tous les moyens que l'on a employés jusqu'ici pour maintenir ou augmenter la malpropreté, l'ignorance ou la misère ; enfin au lieu de lui être hostile, d'approuver, d'adopter l'œuvre de salut individuel, familial, national et humain que poursuit notre *Ligue de la Régénération humaine*, de façon qu'au lieu de misérables nés au hasard, la terre ne soit plus peuplée que d'humains *voulus*, sains, heureux et bons.

Paul ROBIN.

Ancien Directeur de « Cempuis ».

AMOUR ET SÉCURITÉ est vendu **cinq** francs.

Envoi franco par la poste. Adresser bons, mandats ou timbres-poste à M. le Dr des **Galeries Laferièrre**, (*Comptoir de Lbirairie*), 17, rue Laferrière, Paris.

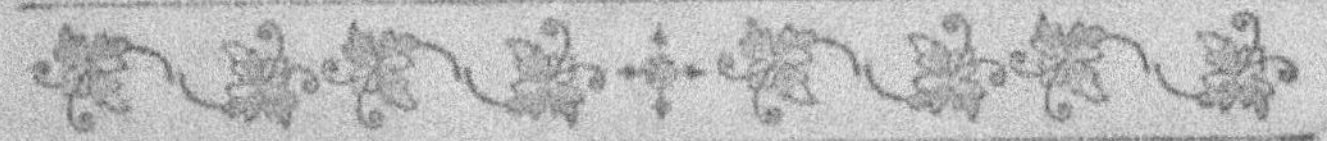

DOCTOR BRENNUS

L'ACTE BREF

Traité de l'Incontinence Spasmodique

> La finale prématurée du plai-
> sir est une déception préjudi-
> ciable à l'harmonie conjugale
> dont voici le remède.

S'il est exact que le mariage soit de tous les actes de la vie le plus beau, il est aussi le plus grave et de lui dépend toujours le bonheur ou le malheur de l'avenir.

Nous désirons vivement, lecteurs et lectrices, et nous espérons qu'aucun nuage ne viendra jamais troubler la douce sérénité de votre union, et, dans ce but, nous avons décidé de vous apporter la bonne nouvelle de l'apparition récente d'un ouvrage considérable, quant à son enseignement, dont la lecture s'impose à tout homme soucieux de son bonheur conjugal.

Quelque délicate que soit la présentation de ce chef-d'œuvre sans précédent, nous n'hésitons pas à vous le faire connaître sans réticence, attendu que nous adressant, évidemment, à un homme dont la plus douce préoccupation est de donner à sa femme autant de bonheur qu'il entend lui témoigner d'amour, nous savons d'avance aller au devant de vos désirs sans choquer aucun de vos sentiments.

Le livre que nous présentons a pour titre L'ACTE BREF (traité de l'incontinence spasmodique) et l'auteur l'énonce tout entier dans cette simple phrase qui lui sert de préambule et de maxime : ''La finale prématurée du plaisir est une déception préjudiciable à l'harmonie conjugale dont voici le remède'' :

Il s'agit là d'une question beaucoup plus importante qu'on ne le pense tout d'abord et nous osons même dire que c'est une question sociale qui intéresse à la fois la famille et la société.

Quoique se rapportant à l'une des fonctions les plus essentielles de la vie humaine, à celle qui assure l'existence de toutes les autres et de laquelle dépend la conservation de l'espèce, « L'ACTE BREF » ou incontinence spasmodique est une question qui n'avait encore jamais été traitée et son remède précis pour la première fois vient d'être trouvé.

« L'ACTE BREF », plus fréquent qu'on ne le saurait croire, est une véritable infirmité qui, d'une part, cause de successives et invariables déceptions, et, d'autre part, fait le désespoir de ceux qui en sont personnellement atteints.

La privation continue des légitimes satisfactions de la vie que des *terminaisons prématurées* ne permettent pas d'atteindre, désagrège petit à petit les liens d'affection pour aboutir souvent à la désunion complète, à la séparation, au divorce.

On doit à la femme ce respect d'amour de n'en

pas faire un instrument passif ; nul plaisir, si non partagé. Un médecin catholique de Lyon, professeur autorisé, dans un livre populaire de cette année, émet cette opinion grave que le fléau qui décime les femmes tient surtout à ce que, même mariées, la plupart sont veuves. Solitaire dans le plaisir, l'égoïste impatience de l'homme ne veut que pour soi-même et ne veut qu'un moment, n'éveille l'émotion que pour la laisser avorter. Commencer, et toujours en vain, c'est défier la maladie, irriter le corps, sécher l'âme.

La femme subit cela, mais elle est triste, ironique, et son aigreur altère son sang. Sauf quelques paroles d'affaires, plus de société ; au fond, plus de mariage. Il n'est réel que dans une culture régulière de ce devoir du cœur, dans la communauté des émotions salutaires qui renouvellent la vie. Qu'elle manque et les époux s'éloignent, se déshabituent l'un de l'autre. Plaignons l'enfant, car la famille se dissout. Est-ce à dire que l'homme soit heureux du court plaisir forcé qu'il prend sur la glace et le marbre ? il n'en emporte que le regret...

Cette constatation navrante tient au manque systématique d'éducation sexuelle. La femme qui ne « goûte pas la volupté ne la donne aussi que bien vague et bien amoindrie ». L'amour est un art « que quelques-uns devinent, mais que la plupart doivent apprendre ».

Ce traité enseigne cet art et divulgue le remède.

Il s'agissait, en effet, de trouver un remède qui fût capable, *sans nuire à l'état qui permet l'action,* d'empêcher la contraction spasmodique, au moment précis où, sous l'influence de l'irritabilité sexuelle,

elle s'annonce par la perception subite d'une sensation très spéciale et indéfinissable.

Nos lecteurs comprendront aisément que s'il est facile d'interrompre ainsi utilement, en temps opportun, le cours précipité des fonctions organiques, il est possible d'en retarder à volonté la terminaison et, par conséquent, de *prolonger à volonté la durée* de l'action, c'est-à-dire jusqu'à satisfaction complète, mutuelle et réciproque.

Tel est le secret, à la fois théorique et pratique, que divulgue cet ouvrage : « L'ACTE BREF », que nous avons le plaisir de présenter à nos lecteurs.

Ce livre a l'exceptionnel avantage d'intéresser tout le monde, non seulement parce que nul n'étant à l'abri de cette faiblesse irritable, il est important pour tous de la prévenir ou de la guérir, mais aussi parce qu'il est prometteur de satisfactions jusqu'alors inconnues et impossibles à ceux qui ne sont pas initiés à ses secrets ; parce qu'il est enfin le dispensateur des joies et de l'harmonie conjugales.

Permettre en effet de prolonger la *durée du plaisir* aussi longtemps qu'on le désire et pouvoir à volonté ne le terminer qu'au moment opportun de la communion mutuelle, réciproque, sublime des âmes et des corps, est un bonheur enviable, rare, quoique désormais non pas seulement possible, mais facile à ceux qui connaissent les secrets qu'enseigne « L'ACTE BREF ».

Quelle que soit du reste pour vous la brièveté plus ou moins accentuée de l'acte, elle n'en est assurément pas moins limitée à une durée qui ne dépend pas de votre désir et il est de la plus haute importance que vous puissiez, à volonté, en retarder la fi-

nale jusqu'à ce que le bonheur de votre épouse autant que le vôtre soit parfait.

Etant donné l'importance capitale d'un pareil ouvrage, nous avons la ferme conviction de vous être
à la fois utiles et agréables en vous le recomman-
dant chaleureusement.

Le prix du volume est de : *Cinq francs.*

Les mandats, bons, ou timbres-poste sont reçus en
paiement.

Manuel pratique
d'Utérothérapie
contre les RETARDS et douleurs des menstrues

Toutes les dames qui ont des retards et irrégularités des époques, voudront lire cette brochure qui enseigne le massage en obstétrique, Méthode de Kristel-
ler (dans la délivrance), effleurage, trictions, et pétris-
sages de l'utérus. Démonstrations des applications
utiles à l'aide **de figures anatomiques** en cas de
Retard, troubles, douleurs et irrégularités
des époques mensuelles, dans l'aménorrhée et la dys-
ménorrhée. Méthode efficace et exempte de tout danger.

Envoi franco du **Manuel pratique**, par la poste
sous pli fermé, contre **1** fr. **50** en mandat, bon ou
timbre-poste **Librairie GUERIN**, *17, Rue Laferrière*, Paris.

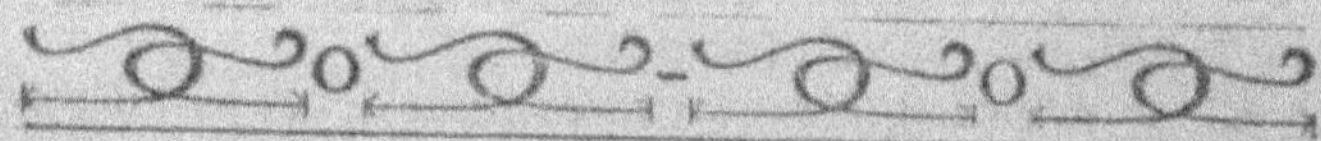

DE L'AVORTEMENT

PAR LE Dr TARDIEU

Ouvrage sans précédent
à l'usage des *Médecins, Sages-Femmes et Gens du Monde*
NOUVELLE ÉDITION
PRIX : 5 FRANCS
Franco par la poste : 5 fr. 75

Cet ouvrage se dispense de commentaires.

En le publiant, nous croyons satisfaire l'immense désir d'apprendre et de savoir qui tente et préoccupe toutes les imaginations.

L'accouchement provoqué, c'est-à-dire l'avortement est, en effet, un sujet qui intéresse au plus haut point les gens de l'art et le corps médical tout entier.

Nous espérons être à la fois utiles et agréables en présentant un ouvrage spécial, très documenté sur cette matière.

Nous croyons également nous rendre utiles aux malheureuses qu'ont flétri, aux yeux de la société, de coupables séductions, ainsi qu'aux familles éplorées qu'aveuglent souvent la honte et le désespoir.

Et quand enfin le calme aura fait place à l'affolement, de tous les cœurs s'élèvera pour nous un sentiment de reconnaissance.

C'est dans cette conviction, ainsi qu'avec le sentiment du devoir accompli, que nous offrons au corps médical et au public l'ouvrage que tout le monde consultera avec grand profit et satisfaction.

Tous nos envois sont faits avec soin et à l'abri des indiscrétions.

L'ouvrage est expédié franco par la poste contre la somme de *cinq francs* en bon, mandat ou timposte.

Les frais de contre-remboursement sont à la charge des clients.

Extrait de la Table des Matières

Avant-propos. — Des moyens indirects employés pour préparer ou produire l'avortement. — Des substances abortives. — Des moyens directs employés pour procurer l'avortement. — Des effets immédiats et consécutifs des manœuvres. — Mécanisme de la conception. — Signes de la grossesse, etc., etc.

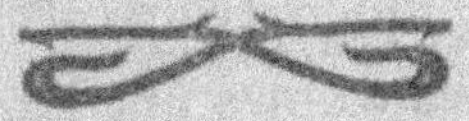

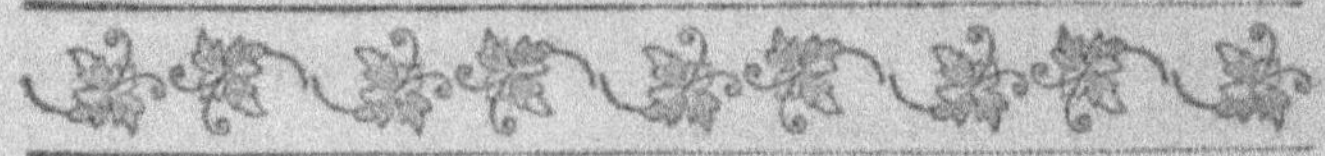

Secrets d'Alcôve
et d'Ultime Beauté

Mesdames,

Nous croyons vous être agréables en venant porter à votre connaissance quelques conseils que vous aurez à suivre si vous voulez que la douce félicité que vous entrevoyez dans l'avenir devienne une réalité certaine et durable.

De tous les actes de la vie, le mariage, surtout pour la femme, est de beaucoup le plus important. De lui, dépend souvent, le bonheur ou le malheur définitif et il importe au plus haut point de ne rien négliger pour que seul le bonheur pénètre avec les époux dans la vie conjugale.

Les incompatibilités d'humeur que l'on invoque souvent ont des causes multiples, mystérieuses en apparence et ignorées des profanes, mais que connaissent bien les psychologues avertis, qu'ont initiés les leçons de l'expérience.

Les époux eux-mêmes que l'intimité du mariage a désunis et que choque ensuite une inconsciente aversion, en ignorent souvent la source profonde, ne

savent pas comment elle est née, [mais l'ont sentie
au fur et à mesure qu'elle grandissait s'imposer à
leur esprit.

Eh bien ! cette aversion, cette incompatibilité
d'humeur, n'ont d'autre cause initiale que l'ignorance de la femme et l'inexpérience du mari.

Nos préjugés sociaux veulent que la jeune fille
soit tenue dans l'ignorance complète de son rôle de
femme, comme si la connaissance de ce qu'elle est et
de ce qu'elle va devenir, devait enlever quelque chose
à sa candeur et tacher sa robe virginale. Isolée ainsi
par cette éducation étroite, la jeune fille a fait de la
réalité des tableaux absolument contraires à la vérité
si bien qu'au jour de l'initiation, sa chair et sa raison
se révoltent.

Dans cet effondrement de ses rêves, de son idéal,
sous l'impression de caresses qui, parce qu'elle ne
sait pas, effarouchent son innocence où blessent sa
pudeur, la jeune femme subit avec dégoût le mari
dont les transports juvénils ne sont pas encore
éduqués.

Lui-même goûte mal la froideur de sa compagne
et déjà, à l'aurore de leur union, un nuage vient
obscurcir le ciel bleu de l'avenir.

Je sais bien que l'on attribue à la maman le rôle
d'ultime initiatrice, mais, outre que ces recomman-
dations de la dernière heure sont de pure fantaisie,
il est des choses qu'une jeune fille doit savoir et
qu'une mère ne peut pas dire.

Nous avons pris la résolution de venir remédier à
cette absence complète d'éducation conjugale ; nous
avons en termes corrects soulevé le voile mystérieux de
l'hyménée et c'est avec le sentiment du devoir accom

pli que nous vous informons que nos leçons sont
développées dans un livre nouveau que nous avons intitulé « *Secrets d'alcôve et d'ultime beauté* ». Ce titre à
lui seul est une révélation dont nos lectrices comprendront toute l'étendue. Il vous indique le chemin
que par anticipation nous vous faisons parcourir
pour que, familiarisée déjà par la pensée avec les
obstacles prévus vous sachiez comme il convient
les affronter sans crainte et les subir sans révolte.

Il n'est pas de roses sans épines, mais de même
que le sachant, vous vous en approchez sans peur
et vous vous lacérez sans ressentiment à ses aiguil-
lons pour le seul plaisir d'en respirer les parfums,
de même il faut que la résignation avertie vous fasse
goûter sans réserve le bonheur d'aimer et le charme
de l'abandon. Les bienséances conjugales sont autant
indispensables à connaître que les usages du monde
et il importe que vous franchissiez le seuil de la
chambre nuptiale sans rien ignorer des secrets de
l'alcove.

Le rôle essentiel de la femme, de la jeune femme
surtout, est de séduire et de toujours plaire, de
plaire à chaque instant de la vie.

Les charmes de la jeunesse quoique tentants sont
encore moins empoignants que la jeunesse des charmes, et quand nous disons la jeunesse des charmes,
nous entendons leur fraîcheur, leur parfum, leur
beauté.

Il ne suffit pas toujours, nous dirons même qu'il
ne suffit jamais d'être belle, attendu que l'accoutu-
mance efface l'attirance qu'exerce la seule beauté.
Les exemples de femmes belles et délaissées au
profit de rivales médiocres ou laides en apparence

sont innombrables. C'est que la grâce, mais surtout le parfum de la chair, les minuties de la toilette intime, l'art changeant et sans cesse tentateur de la mise en scène conjugale sont autrement puissants, autrement affolants, autrement triomphateurs.

Autant que l'homme, sinon plus, la femme a besoin de savoir le comment et le pourquoi des choses et quand il s'agit *de toute sa beauté*, et *du temple* dans lequel il lui faut, — divinité vivante, — dévoiler ses charmes et provoquer l'extase des offrandes, son désir d'être initiée aux secrets des saintes communions lui devient impérieux, irrésistible.

Notre ouvrage « *Secrets d'alcôve et d'ultime beauté* » sera votre initiateur ; il sera votre livre de chevet, il sera votre confident avisé des confidences exquises, votre livre d'heures des heures conjugales, votre bréviaire profane, du culte que désormais vous devez à l'amour.

Lisez-le comme il convient, lentement. à petites gorgées, pour que chacune de ses leçons, pour que chacun de ses conseils se grave bien dans votre esprit et vous fasse par la griserie de l'âme et du cœur, l'amante légitime et candide, mais délicieuse dont l'époux subira toujours l'adorable ascendant car vous aurez appris avec les secrets de l'alcôve, tous les autres secrets de toute la beauté.

Aux Messieurs, nous disons :

Sujet éternel de vos désirs, la séduction est le motif de toutes vos joies et de toutes vos souffrances. Miroir des yeux, pourpre des lèvres, harmonie du cou, neige des seins, sur lesquels il a plu des pétales d'églantines, hallucinant mystère du sexe enclos dans les secrets du temple, le corps superbe de la femme est digne des litanies que l'on psalmodie aux pieds de la vierge. Il est des jours où cette neige frissonne, s'agite et tressaille. Symbole de l'amour dont elle est ici l'autel sacré, la femme est toujours l'entité désirable où se bercent nos espoirs et nos rêves. Plaire à la femme, la séduire, la prendre pour la posséder, voilà le but de toute l'existence.

Séduction possession, voilà les mots qui résument et symbolisent les rythmes de la religion d'amour, la seule qui n'ait point d'incroyants. Séduction, rythme de l'amour. Possession, rythme de la chair, telle est la messe d'amour dont les psalmodies éternelles se chantent aux pieds de l'adorée, ou se murmurent sur ses lèvres dans un baiser pris et rendu. C'est par l'âme de la femme que l'on émeut d'abord sa sensualité pour parvenir jusqu'à son cœur, puis jusqu'à elle tout entière.

Tous les auteurs sans exception qui ont écrit des livres sur l'alcôve et sur la beauté n'ont traité ces questions que superficiellement, se bornant à développer des considérations philosophiques sans intérêt, ou à donner quelques formules banales de produits insignifiants.

Les lecteurs, alléchés par les titres se trouvaient fort déçus après lecture et mettaient en doute en même temps, la bonne foi de l'auteur et celle de l'éditeur.

Pour apprendre leur rôle réciproque d'époux, les curieux cherchent en vain dans tout l'arsenal des sciences dites conjugales.

Mais tous les livres qu'ils parcourent fiévreusements sont vides de renseignements utiles. Une succession de formules triviales tient lieu de l'enseignement pratique et sérieux qu'ils cherchaient.

Le plus célèbre auteur des plus grands succès du siècle, et notamment de *Amour et Sécurité*, de l'*Acte bref*, du *Tout Savoir Conjugal*, etc., *Doctor-Brennus* a voulu combler une lacune regrettable et enseigner les vrais **Secrets de l'alcôve et de l'Ultime Beauté**.

Prix : CINQ francs

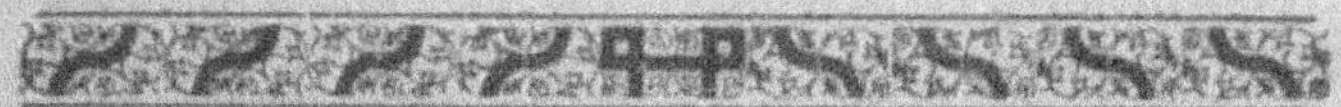

Les Moyens de s'enrichir en travaillant
ou l'art de faire de l'Or

Combien de gens qui disent : je voudrais bien connaître un *truc* pour gagner de l'or, ou qui disent encore : Qui donc m'apprendra des trucs pour faire fortune ? Et bien ce sont ces *trucs* que nous divulguons à nos lecteurs. Cette brochure est extrêmement intéressante et nombreux seront ceux qui lui devront leur avenir et leur succès.

La fortune tente tout le monde, non pas pour elle même, mais pour les satisfactions qu'elle procure. *L'Art de faire de l'Or*, met à la portée de tout le monde toutes les situations accessibles à l'humanité.

Prix : 1 fr. 50.

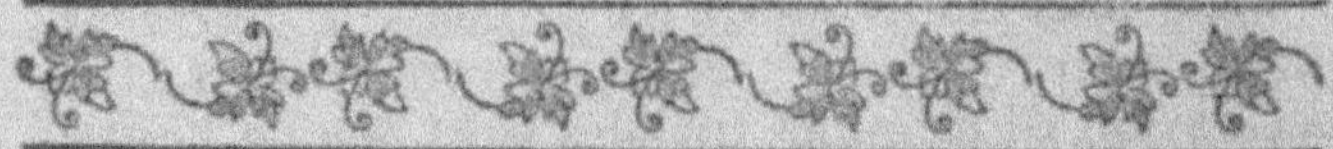

Les Billets Doux
et l'Art d'Aimer

Le titre de cet ouvrage explique son enseignement ; il contient : de précieuses études sur l'amour
et les causes sous l'influence desquelles il se développe. L'amour procréateur, l'amour sensuel, l'amour
métaphysique.

— La psychologie de divers états d'âme qu'il provoque chez l'homme et chez la femme. Comment et
pourquoi il trouble l'homme et laisse à la femme la
plénitude de ses facultés morales.

— Les moyens de dominer et de vaincre le trouble
que procurent les premières rencontres et de rester
en toutes circonstances maître de soi.

— Les compliments de bon goût et l'attitude que
doivent observer l'homme et la femme dans les premiers tête à tête.

— Plusieurs exemples d'entretiens spirituels qui
tranchent sur la banalité habituelle.

Ovide en avait fait un poème ; Armand Sylvestre
en fit plus tard un badinage. Cette fois, voici un
guide pratique. Ovide est surpassé, ce livre vaut un
poème par la forme, en outre il est précieux par son
indication. L'agréable, mais l'utile.

Don Juan raconte, explique, professe, et dans la nuit parsemée de langoureuses blancheurs, dans les ténèbres énamourées qui se dissipent, sur la lyre encore frissonnante du vieux poète latin, il hante. Et des femmes, des femmes attendries, aux yeux, aux lèvres suppliantes, des femmes passent. Ovide rythme un désir, que Don Juan exprime en gestes précis et heureux. Armand Sylvestre conte de galantes avantures passées, et sourit comme un vieux faune figé dans l'ombre fraîche d'un fond de parc. Ce livre est une sorte d'encyclopédie amoureuse. Il est un manuel. Il est un reliquaire. Depuis le premier sourire qui s'éveille et s'éclaircit, jusqu'aux floraisons puissantes et chaudes et réjouies de l'amour qui éclate et splendit : l'amour éclair, l'amour volcan, l'amour soleil.

C'est l'amour dans l'histoire, ce sont des histoires d'amour : C'est l'histoire de l'amour.

— Les *Billets doux et l'Art d'aimer* sont une cour d'amour que consultent avec profit les mondains les mieux exercés aux pratiques de la vie et les profanes que n'ont pas encore éclairés les lumières radieuses que l'amour allume dans tous les cœurs.

Aux uns, cet ouvrage démontre les erreurs commises et les causes des insuccès ; aux autres il ouvre les portes de l'espérance peuplée de promesses tentantes et de joies infinies.

De superbes illustrations appuient les conseils par l'exemple. Prix **3** francs.

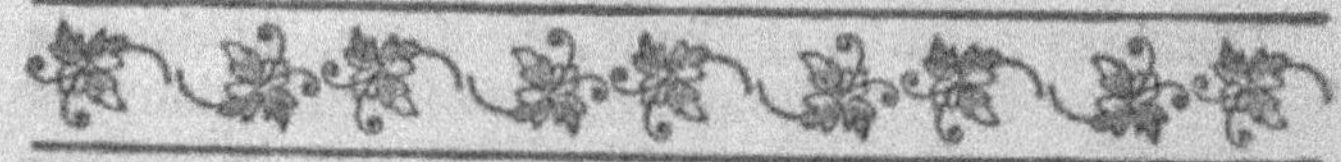

La Médecine
Qui Guérit

LES PANACÉES AUTHENTIQUES. — LES REMÈDES
UNIVERSELS ET INFAILLIBLES. — TRAITEMENTS
SOUVERAINS DES MALADIES

par les applications judicieuses et scientifiques
de la Médecine qui guérit

La médecine qui guérit a pris une telle place dans
la thérapeutique moderne, elle a tant de fois déjà
affirmé sa puissance de guérir en même temps que
son incapacité à faire le moindre mal pour celui qui
s'en sert, que désormais elle se présente comme un
ouvrage d'une importance capitale.

Chacun aujourd'hui est bien convaincu de sa valeur, et la preuve que cette conviction est intense et
générale, ce sont les naissances successives de toutes les maisons chargées d'appliquer ses spécialités
qui se créent comme par enchantement et reçoivent
les maladies que les médecins leur envoient, mais ces
cabinets, ne sont pas accessibles à tout le monde ;
ils ne le sont qu'aux seuls riches, qui peuvent disposer d'un temps illimité, alors que ce livre au contraire est un chef-d'œuvre à la fois scientifique et

populaire que tout le monde doit lire, que tous les malades doivent consulter.

Il est un principe contre lequel personne ne peut s'élever, à savoir : que **la médecine qui guérit** est le livre à la fois le plus simple, le plus commode et que si l'on veut obtenir sûrement et journellement tous les succès, toutes les guérisons, il faut le mettre entre les mains du malade lui-même, il faut qu'il l'ait à sa portée immédiate et constante aussi bien qu'il a sur sa table de nuit les fioles contenant les mixtures diverses, dont le gave, souvent à faux, la médecine allopathe et même parfois homéopathe.

L'opinion de toutes les sommités médicales

En présence des résultats obtenus chaque jour il est bon de rendre hommage au progrès de la science et de renseigner exactement et sans parti pris les interessés.

Il est permis de s'en féliciter avec d'autant plus d'assurance que des milliers de témoignages sont là pour confirmer le nôtre.

Tout le monde savant s'est rendu compte et sait que les maladies sont toujours guéries sans danger, sans douleur, sans retard, par les procédés indiqués dans la **Médecine qui guérit** sans compter qu'ils réunissent à un degré supérieur et dans des conditions d'innocuité, de souplesse, de précision, de régularité, de constance, de maniabilité infiniment plus favorables, tous les avantages que ne possède aucune autre médication.

Tel n'est pas seulement l'avis d'innombrables malades, ce qui ne serait pas suffisant, attendu que les malades contents d'être guéris n'en demandent pas davantage pour manifester leur enthousiasme, mais les médecins eux-mêmes habitués à rechercher le comment et le pourquoi des choses se rendent à l'évidence. Tous ont reconnu l'efficacité incomparable, même dans les cas les plus désespérés des produits spécialisés de la **Médecine qui guérit**, et ils n'hésitent pas à y avoir personnellement recours.

La pratique ne fait que consacrer la théorie. La question n'est donc pas discutable.

La **Médecine qui guérit** est bien la fée merveilleuse et bienfaisante digne de toutes les louanges dont on proclame si hautement les mérites.

Les produits spécialisés de la **Médecine qui guérit** sont bien les agents thérapeutiques les plus puissants, les plus merveilleux que l'on ait jamais découvert.

Les affirmations de la vérité

Les remarquables travaux de nos plus éminentes célébrités scientifiques et médicales, les expériences concluantes faites depuis longtemps dans tous les hôpitaux de Paris ont désormais confondu le scepticisme des incrédules et démontré de la façon la plus notoire, la plus irréfutable, que la **Médecine qui guérit** enseigne les plus *puissants et les plus universels* des remèdes.

La **Médecine qui guérit**, depuis plus de 30 ans, a produit des milliers et des milliers de cures enregistrées et reconnues, si bien qu'elle a su triompher des résistances que, dans tous les temps et dans tous les pays, la routine et les préjugées opposent aux progrès de la science.

D'ailleurs, et fort heureusement pour l'humanité, le progrès et la vérité sont irrésistibles. La science déverse chaque jour ses bienfaits sur les misères humaines et, armés de ses lumières, nous nous sentons plus forts, parce que nous savons qu'à côté du mal, le remède est là qui se pose en vainqueur.

Puissent toutes nos lectrices, tous nos lecteurs, tous ceux en général qui supportent le lourd et détestable fardeau de la souffrance et des maladies, entendre la voix de la science, écouter ses démonstrations, comprendre les affirmations de la vérité.

La Médecine qui guérit n'est pas une simple brochure, mais un véritable chef-d'œuvre de près de **500** pages avec de nombreuses figures anatomiques dans le texte. L'Institut Biotherapie-Alexa sous la direction duquel il est publié, a décidé que ce volume magnifique serait remis *gratuitement* dans nos magasins.

Nous en adresser la demande en écrivant très lisiblement son nom et son adresse.

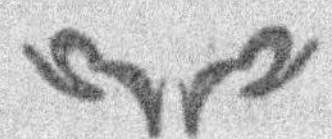

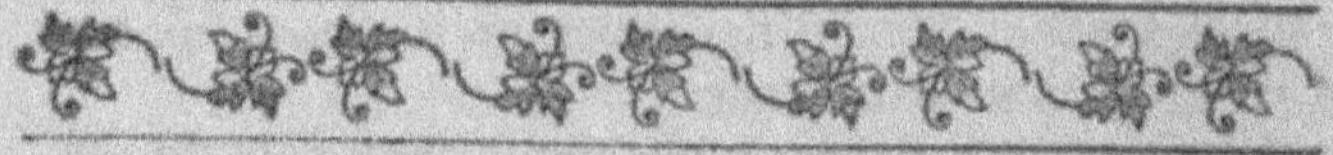

DOCTOR BRENNUS

Le Tout-Savoir Conjugal

Les Tableaux de l'Amour Expérimental

Manuel pratique à l'usage des Jeunes Mariés

> Le bonheur conjugal est fait d'amour,
> d'espérance, de pratique et de science.

Cet ouvrage est une véritable encyclopédie qui apprend à l'homme tout ce qu'il doit savoir, il est le livre de chevet des jeunes mariés, le manuel théorique et pratique qui leur apprend tout ce qu'ils ignorent.

Ce livre prend les époux dès le jour des fiançailles et les conduit jusqu'au lendemain du mariage, en leur indiquant, en même temps, tout ce que l'un et l'autre doivent faire pour que jamais aucun nuage ne vienne obscurcir l'éclat radieux de la plus délicieuse des lunes de miel.

Et quand nous disons le lendemain du mariage, nous n'entendons pas parler du jour qui suit la première nuit festoyante de la noce, mais les jours, les nuits et les ans, durant lesquels, sous les caresses des baisers, dans la rose ou le chou conjugal, le temps fait éclore les chérubins dont papa et maman se disputent la ressemblance.

Jeunes gens, lisez ce livre, et dans vos yeux s'allumeront les feux sacrés des passions ardentes, et aux époux déjà blasés nous disons aussi : lisez ce livre et vous sentirez, dans vos cœurs, s'allumer la petite flamme bleue des illusions juvéniles.

« Vous n'ignorez pas que rien n'est aussi fragile qu'un enfant qui vient de naître et pour que cet enfant devienne un homme robuste, il faut absolument que sa jeunesse soit entourée des soins, qui entretiennent la santé et favorisent la croissance.

Ce vieux proverbe *Mens sana, in corpore sano* (Une âme saine dans un corps sain) est toujours d'actualité. Et pour que votre fils atteigne le degré de perfection auquel l'homme doit prétendre il importe que vous n'ignoriez rien de ce qui peut y contribuer.

Les générations actuelles sont de mauvaise qualité, le nombre des malingres, des chétifs, des affaiblis et des tarés s'accroît sans cesse. Nous dégénérons. »

— Deux chapitres importants de la puériculture, dominent, pour ainsi dire, toute l'évolution humaine. L'un, c'est la puériculture avant la procréation ; l'autre c'est la puériculture de la période comprise entre la procréation et la naissance. C'est deux chapitres sont également importants.

Je puis dire avec certitude que le plus grand nombre d'enfants mal formés, macérés, prématurés, ont été mal procréés.

Dans le monde même de la bourgeoisie où l'on applique plus souvent qu'ailleurs le principe de la limitation volontaire des naissances, il arrive que dans la même famille, après deux ou trois naissances d'enfants vigoureux et sains, il naît un quatrième, chétif et malingre : « un tardillon ». Ce dernier a été conçu dans un moment d'ébriété légère, sans précautions. On peut dire que presque tous les enfants souffrant de hernie congénitale, et ils sont nombreux, ont ainsi été mal procréés.

« Tous les instincts humains ont été plus ou moins cultivés, civilisés ; seul, celui de la procréation est resté aussi fruste qu'aux premiers âges,

La mortalité cruelle des nouveaux-nés reste très grande, précisément à cause de cette ignorance de la famille. Dans un chapitre du *Tout-Savoir Conjugal* ayant pour titre *Hygiène et Alimentation des enfants*, le Docteur Brennus pose les règles précises à suivre pour avoir de beaux enfants intelligents, forts, bien formés, agiles.

Souvent aussi, une famille trop nombreuse, ne laisse pas aux parents le temps ni les moyens de subvenir aux besoins de chacun des enfants et cette famille n'est devenue trop nombreuse qu'à cause encore de l'ignorance des parents qui n'ont pas su limiter selon leurs désirs les charges de leur famille.

Le *Tout-Savoir Conjugal* est un livre unique en son genre, aucun autre n'a traité tous les sujets qu'il enseigne, et cet enseignement est clair, précis, pratique, c'est un succès sans précédent.

Prix : **5** francs.

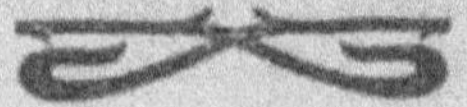

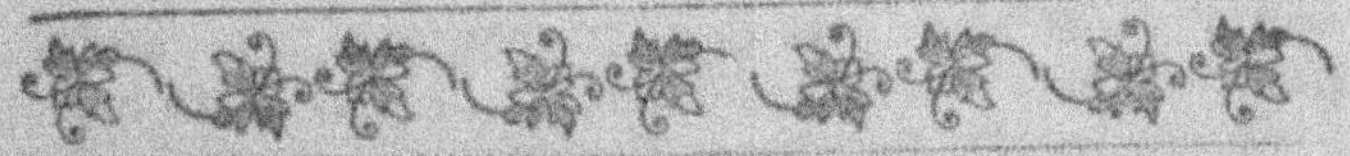

LE FOU RIRE
Ouvrage où l'on se tord

Sourire est bien, *rire* est mieux, mais *se tordre* littéralement et sentir un *fou rire* absolument *désopilant* s'emparer de soi et se communiquer aux autres en écoutant les histoires les plus *savoureuses*, les *bons mots* les plus *épicés*, les *boutades* les plus *corsées*, les *paillardises* les plus *spirituelles* qui existent tel e est la *joie délirante, hilarante, débordante, affolante* que vous *savourerez* en lisant ce livre *étonnant, épatant* et *sans pareil qui vous dilatera* la rate, le cœur, les sens et vous *délectera* l'esprit autant que faire se peut.

Le *Fou Rire* est l'ouvrage le plus spirituel et le plus gai qui ait encore jamais été écrit.

Ce livre n'est pas l'œuvre d'un seul ; il est dû à la collaboration de plus de cent auteurs joyeux qui ont apporté chacun quelques historiettes corsées, quelques boutades fortement épicées, toutes les petites polissonneries plus ou moins décolletées qui se disent entre hommes et dont on rit à gorges déployées.

Pour être le bout-en-train d'une société, pour être le causeur entouré, le farceur recherché, le joyeux compagnon des joyeuses compagnies, il faudra posséder *tous les chefs-d'œuvre de l'esprit et du rire.*

Savoir mettre les rieurs de son côté, c'est s'assurer une supériorité devant laquelle s'effacent toutes les autres qualités. Le rire est l'élément essentiel des sympathies et des familiarités. FEMME QUI RIT EST DÉSARMÉE.

Lectrice et lecteur que préoccupe le souci d'être remarqué, adulé, courtisé, aimé, souvenez-vous que ces triomphes vous seront assurés si vous meublez votre mémoire de tous les chefs-d'œuvres inédits de l'esprit et du rire.

En condensant les anecdotes amusantes, les bons mots les plus corsés, les devinettes les plus ingénieuses, les boutades les plus irrésistibles, les facéties les plus impayables, nous n'avons pas voulu seulement écrire un livre alerte, jovial, pétillant d'esprit et de malice, nous avons aussi voulu faire œuvre utile.

Ainsi que nous l'avons dit, tout le monde sait que les personnes de fréquentation agréable réussissent bien mieux que les autres, se montrer joyeux, soutenir aisément une conversation que l'on émaille des mots plaisants, avoir toujours le mot pour rire, voilà dans ce beau pays de France, l'un des secrets de la fortune et des bonnes fortunes.

En dehors des devinettes, bons mots, combles, farces et historiettes folichonnes que l'on écoute en se tenant les côtes, le Fou Rire contient encore la nomenclature des tours de passe-passe, attrape, illusion et de tous les grands trucs de la prestidigitation.

Prix : 1 fr. 50

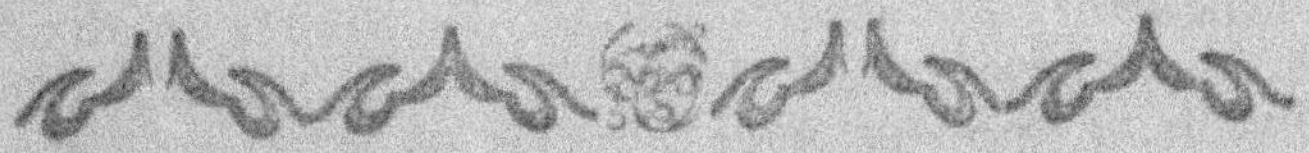

Petit Traité

DE CORRESPONDANCE SECRÈTE

Prix : **1** fr. **50**

Dès l'invention de l'écriture, qui est un langage par signes conventionnels, les peuples se sont préoccupés d'avoir, en employant cette forme de langage, les mêmes avantages qu'offre la parole, c'est-à-dire la faculté de correspondre ainsi que l'on cause à voix basse afin que l'indiscret ne puisse entendre et, par conséquent, comprendre.

Tel est le but des *écritures secrètes* aux dispositions mystérieuses, indéchiffrables aux profanes, des *grilles*, des *mots conventionnels*, des *encres* aux propriétés spéciales, ne décelant leur présence que sous certaines influences physiques ou chimiques : *encres sympathiques.*

A notre époque de rayons X et de cabinets noirs, nous croyons que cet opuscule ne sera pas inutile.

Les correspondances les mieux scellées sont violées sans détérioration apparente.

Un secret renfermé dans une lettre écrite en clair n'en est plus un.

De plus, un papier se détourne ou s'égare très

facilement. De là des ennuis de toutes natures si le premier venu, au hasard d'une trouvaille, peut savoir ce que vous avez intérêt à cacher. Votre intimité passe à la rue.

La diplomatie, dont les correspondances sont si importantes, n'emploie guère que des écritures secrètes dont la clef change fréquemment.

Les hommes de loi, les hommes de finance ont souvent un intérêt capital à dissimuler leurs écrits.

Les amoureux, dont les tendres épanchements sont si souvent entravés par l'opposition de parents rigides et obstinés, se creusent la tête pour s'écrire envers et contre tous, se confiant à la poste restante ou à des messagers inintelligents et intéressés.

Un beau jour, tout se découvre, un papier tombe sous les yeux des parents, le messager ne résiste pas à l'offre d'une récompense et trahit : catastrophe !

Le danger n'est-il pas considérablement atténué quand les curieux n'ont surpris qu'un papier insignifiant, couvert de griffonnages incompréhensibles, de hiéroglyphes indéchiffrables, inutile en un mot à toute autre personne qu'au destinataire ?

Et ne disparaît-il pas complètement quand ce papier est vierge de toute écriture ?

C'est ce que nous pensons.

Qui de nous n'a jamais eu à confier à une fragile feuille un important secret, à prendre un mémorandum intime, à noter un souvenir particulier et cher.

Dans un coin du carnet ou d'un chiffon de papier, quelques chiffres, quelques traits : on dirait d'une opération arithmétique ou algébrique. Et voilà un rendez-vous pris ou donné, voilà un mot d'amour que nul ne devine ni ne soupçonne, voilà de quoi berner, les jaloux et les curieux, quand bien même le carnet viendrait à se perdre ou la feuille à s'envoler aux quatre vents.

L'on trouvera dans ce livre, qui comblera une grande lacune, des moyens simples et pratiques d'arriver à de tels résultats. Il donnera, outre de nombreux exemples de combinaisons secrètes, outre des Formules élémentaires et à la portéede tous d'encres sympathiques, les moyens de créer soi-même des clefs d'écritures absolument incompréhensibles et que l'auteur de ces lignes ne saurait déchiffrer.

C'est la sécurité complète de la correspondance.

Nous ne doutons pas que tout le monde fasse à cet ouvrage un accueil empressé. Il sera utile à tous, hommes de loi de finances, de lettres, et surtout aux amoureux dont les intéressantes légions nous remercieront de leur avoir procuré quelques instants de bonheur sans nuages.

Et ce sera là notre meilleure récompense.

Paris intime et mystérieux

Guide Complet

*Des plaisirs Mondains
et des plaisirs Secrets*

A PARIS

Pour apprécier Paris, il ne suffit pas de visiter ses monuments, ses spectacles, ses concerts.

PARIS est autrement curieux et des évocations magiques en viennent à celui qu'attirent la cité monstrueuse, évocations où s'épanouissent de mystiques floraisons d'amour, où surgissent de soudaines images de plaisir édéniques.

PARIS ! la grande Babylone !

PARIS ! la Reine du Monde est là qui roule, hurle, mugit, souffre, rit et pleure !...

Mais, si notre belle Capitale est la grande hospitalière par excellence, elle est aussi la grande discrète, jalouse de ses plaisirs intimes, énigmatique comme le Sphinx, et bien puissant sera l'étranger qui, sans fil d'Ariane, parviendra à pénétrer en les mystérieux détours du vaste labyrinthe.

C'est donc ce fil d'Ariane, que nous venons mettre entre vos mains, Guide pratique et sûr, à l'aide duquel vous connaîtrez enfin ce Paris curieux, ce Paris de plaisirs dont les légendes étranges étaient parvenues jusqu'à vous, mais entourées de vagues ténèbres avec, au fond, la teinte douce du rêve.

Ce Guide vous fera connaître les bas-fonds ignorés de la Capitale ; les dessous charmeurs d'un monde qui sait cacher, sous des extérieurs impeccables, des réalités vivantes, aussi tentantes qu'inattendues.

Sachez en profiter comme il convient et puissent des souvenirs pleins de regrets se presser en vous, lorsque quittant enfin PARIS, vous suivrez de loin la grande ville qui peu à peu, disparaîtra dans la brume du soir !

Prix : **3** fr. **50**

EDITION DE POCHE

Cette édition est un résumé de la précédente. Elle

contient l'énumération de tous les établissements et maisons de plaisirs de Paris avec leurs adresses.

Seuls les détails contenus dans l'édition complète n'y figurent pas.

Prix : **0 fr. 50**

Par la poste : 0 fr. 75

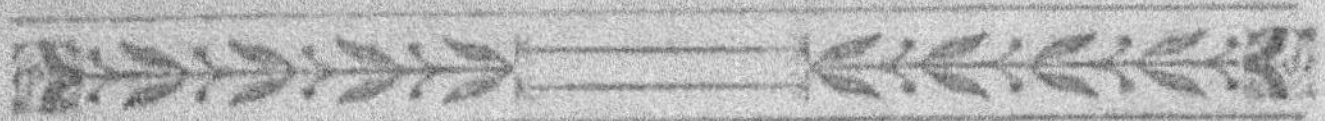

Le Tour de France

des Plaisirs

Guide Complet des plaisirs que les voyageurs et les touristes peuvent trouver dans les principales villes de France

La première préoccupation générale des voyageurs de tous genres et des touristes de toutes conditions, en arrivant dans une localité nouvelle, est de s'informer des plaisirs de nature diverses que l'on y peut trouver.

C'est aux cochers, aux garçons d'hôtels et de cafés que les renseignements sont demandés, et chacun s'en rapportant aux indications fournies, va où il lui est conseillé d'aller.

Il s'ensuit que les établissements de plaisir et les touristes eux-mêmes sont à la merci de tout ce personnel indicateur, qui ne recommande un établissement qu'au prorata des avantages qu'il y trouve en échange.

Nous avons pensé qu'en publiant un ouvrage fournissant au grand public qui voyage des indications concises, mais précises et suffisantes sur tous les établissements de plaisirs des principales villes de France, nous nous rendons utiles à toute le monde.

Ce Guide est appelé à un succès considérable ; les provinciaux le consulteront avec profit parce qu'il leur donnera des renseignements inédits sur les plaisirs de leur ville et de leur région. Les voyageurs, touristes et étrangers le conserveront précieusement pour garder l'arrière-goût des satisfactions de toutes sortes dont ce livre leur aura révélé l'existence.

Il n'existe aucun ouvrage semblable à celui que nous publions.

Le Tour de France des Plaisirs est donc unique en son genre.

Le Tour de France des Plaisirs répond à un besoin général et satisfaits aux préoccupations de tous.

Le Tour de France des Plaisirs est aussi utile, aussi indispensable que le sont les horaires des chemins de fer, et l'immense succès de cet ouvrage justifiera son opportunité.

Prix : **3 fr. 50**

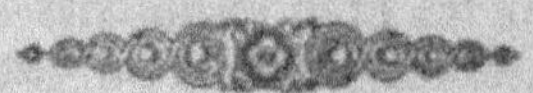

Les SORTILÈGES
de la SCIENCE

Dans ce volume de 500 pages intitulé :

Les sortilèges de la Science

ou

Le plus précieux
Trésor de l'Univers

nous avons traité de toutes les sciences dites occultes au point de vue théorique.

Nous sommes heureux d'annoncer l'apparition de ce chef-d'œuvre sensationnel qui opère une véritable révolution dans le monde savant de l'univers entier.

Pour la première fois les sciences dites occultes sont enseignées pratiquement.

Pour la première fois, la volonté personnelle possède tous les moyens d'entraînement et d'application qui font la puissance de l'homme.

Grâce à son enseignement lumineux et aux documents inédits d'une valeur considérable qu'il contient, nous pouvons dire à nos lecteurs : lisez et vous saurez.

Les pratiques magiques et les secrets hermétiques enseignés dans ce livre seront d'une application d'autant plus facile, et les résultats d'autant plus certains que l'opérateur en connaîtra la raison et le pourquoi.

Je vais peut-être étonner mes lecteurs ; mais, à propos de ce que nous appelons le « grand Doute », j'ai acquis une *certitude*. La voici : Les phénomènes, dits mystiques, occulistiques, spiritiques, théosophiques — c'est à-dire le merveilleux ou le miracle moderne — n'ont aucun rapport avec l'au-delà, l'existence d'un Dieu, l'immortalité ou la survivance de l'âme. Ces problèmes ne seront *jamais* résolus par la démonstration de ces faits ; car ceux ci sont l'œuvre, consciente ou non, de l'homme lui-même, de l'homme vivant. Ils résultent d'énergies inconnues ou de combinaisons de forces connues déjà. Aucune intervention extérieure n'est nécessaire autrement que comme excitation et jamais comme cause. Le *miraculé* est *miraculant* ; celui qui est l'objet du miracle le produit.

C'est un grand soulagement pour la raison que de séparer la métaphysique — c'est-à-dire les dissertations, les hypothèses sur l'Inconnu et l'Inconnaissable — d'avec la « métapsychique », ou étude des phénomènes dits miraculeux.

Le domaine de la « métapsychique » est très étendu ; il ne renferme pas que des faits exacts, mais aussi des illusions et des impostures. Si vous vouliez une indication sommaire pour vous guider dans ce chaos que l'on commence à classer, je vous dirai : La plupart des phénomènes *intellectuels* sont vrais et réels, la plupart des phénomènes *physiques* sont faux et simulés.

Les phénomènes psychiques sont : la clairvoyance, le pressentiment, la télépathie, la divination, les autosuggestions, les suggestions orales ou mentales, proches ou éloignées, la force curative des foules, les guérisons par la volonté et la foi, l'inspiration, la prophétie.

Les phénomènes physiques sont la lévitation, le déplacement des objets sans contact apparent, les apparitions matérielles de fantômes complets ou partiels, les prétendus « apports » d'objets créés instantanément pendant la séance.

Certains phénomènes sont mi-intellectuels, mi-physiques : les tables tournantes et parlantes, l'écriture automatique, les dessins, médiumnimiques, les maisons hantées.

Tous ces prodiges n'ont lieu qu'en présence de « sujets » délicats et sensibles, qui reçoivent jusqu'ici le nom de « médiums ». Il y a relation constante entre le médium et son prodige. Le premier est cause du second, car le second est toujours contenu dans le premier, et, sans le premier, le second n'apparaît jamais. Les « maisons hantées », par exemple, se réduisent à des « médiums hanteurs ». Le médium s'en va, la maison redevient calme ; il émigre dans un autre domicile, ce domicile est hanté à son tour ; il revient à la maison primitivement troublée et retournée à l'ordre depuis son absence ; sa présence y ramène les désordres. Ces observations sont aujourd'hui définitivement établies. La clairvoyance n'existe pas sans le clairvoyant ; la table ne frappe des coups intelligents, le crayon n'écrit des messages, ou ne dessine des images que si un ou des médiums y mettent la mains. Je vais plus loin. La clinique ou la source miraculeuse ne guérissent que si le sujet détient ce don particulier du miracle.

L'HOMME EST SURNATUREL

Il porte en lui des forces inconnues dont la puissance mystérieuse est étonnante. Il agit sciemment et inconsciemment sur son ambiance et détermine des phénomènes étranges dont on ignorait jusqu'à présent toutes les ressources. L'étendue de son influence est illimitée, mais l'homme dans ce domaine de la métapsychique ressemble à un enfant manipulant une mitrailleuse, dont il se sert comme d'un jouet sans en connaître la force formidable.

Si par hasard cet enfant met la main sur le déclic, il reste atterré par l'explosion insoupçonnée qu'il vient de produire et il attribue à des causes miraculeuses le résultat de son mouvement. Ce n'est qu'en grandissant que son esprit se développe et qu'il arrive par l'étude à comprendre le mécanisme de son jouet et à l'utiliser à bon escient.

L'humanité ressemblait à cet enfant et il lui a fallu des siècles pour étudier et pénétrer les mystères de la métapsychique.

Aujourd'hui c'est chose faite et nous devons saluer avec enthousiasme l'évènement scientifique qui vient de se produire par l'apparition d'un chef-d'œuvre sans précédent à juste titre intitulé : *Le Plus Précieux Trésor de l'Univers*.

Nous sommes heureux d'annoncer l'apparition de cet ouvrage sensationnel qui opère une véritable

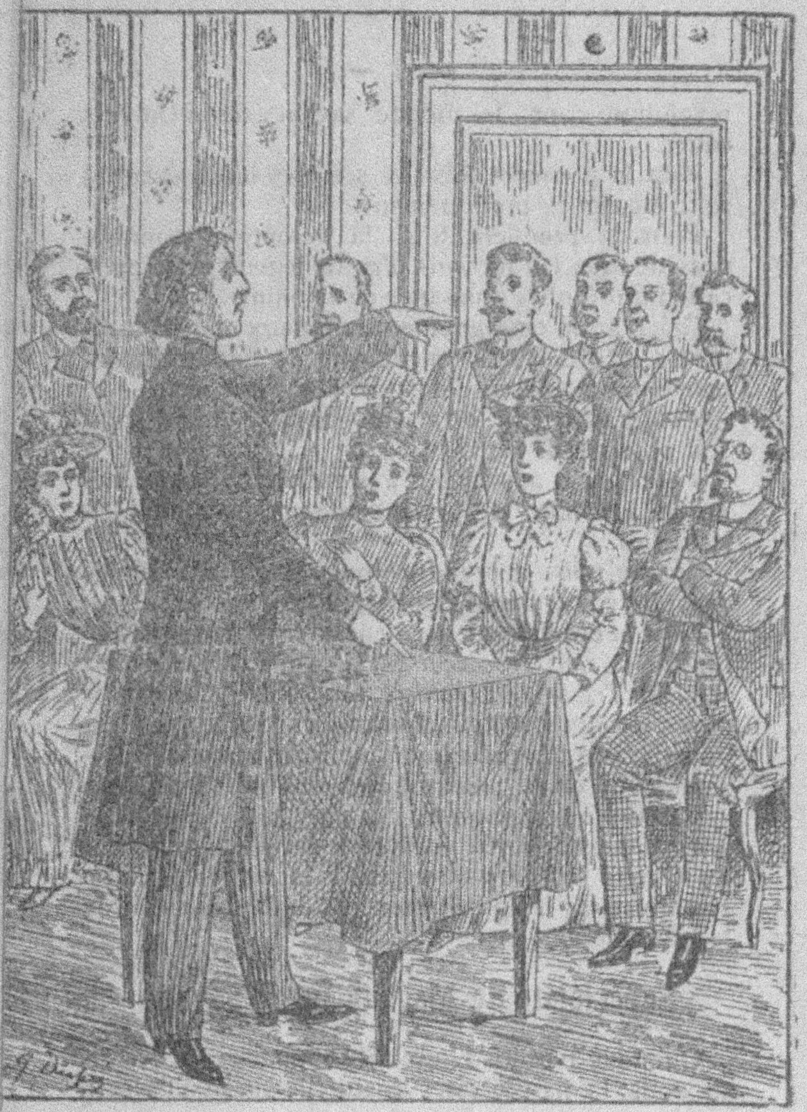

Captiver l'attention des auditeurs, exercer le charme qui séduit, subjuguer les esprits et les cœurs par la seule influence de son ascendant sont des secrets enseignés par le « Plus Précieux Trésor de l'Univers ».

révolution dans le monde savant de l'Univers entier.

Pour la première fois les sciences dites occultes sont enseignés pratiquement.

Pour la première fois, la volonté personnelle possède tous les moyens d'entraînement et d'application qui font la puissance de l'homme.

Grâce à son enseignement lumineux et aux documents inédits d'une valeur considérable qu'il contient nous pourrons demander à nos lecteurs :

Voulez vous être forts et puissants ? autant qu'il soit possible de l'être.

Voulez vous apprendre à développer votre mémoire, à étendre la puissance de vos facultés intellectuelles.

Voulez-vous apprendre tout ce qui n'a jamais encore été clairement et sérieusement enseigné.

Lisez et étudiez sérieusement le *chef-d'œuvre incomparable et sans précédent* qui a pour titre : *Le plus précieux Trésor de l'Univers*. Ce livre est un trésor plus précieux que tous les trésors, parce qu'il est impérissable, attendu que savoir c'est pouvoir. — Tout ce qu'on en pourrait dire est au-dessous de la vérité. Cet ouvrage est un des plus gros évènements scientifiques de notre époque. Il dévoile, il divulgue les secrets les plus étranges de la nature, il initie aux mystères les plus troublants de la science et de la psychologie.

Supériorité du Magiste sur le Savant

Oui nous portons l'infini et le miracle au dedans de nous. La nature est surnaturelle disait Elisabeth

Browing, nous pourrons dire : l'omme est surhumain.

En voulez-vous une preuve entre mille?

Prenez par exemple le médecin ; que fait-il auprès des malades ? Il soigne l'organe atteint, le poumon, le cœur, le foie, l'estomac et les reins ; c'est-à-die qu'il ne soigne jamais que des symptômes Quelle différence avec la médecine hermétique qui transporte son action dans le plan astral, c'est-à dire agit sur la source même de la vie ! Celle ci, au lieu de s'en prendre à telle partie de l'être physiologique, s'attaque au corps astral, qui entretient la vie, règle le jeu des fonctions inconscientes, répare et transforme les tissus ; les maladies sont ainsi atteintes dans leurs sources mêmes, car les traces que nous en voyons sur les organes et que soignent uniquement les médecins, ne sont que les manifestations des troubles correspondants du corps astral.

Il en est de même dans l'ordre de tous les phénomènes physiques.

Le savant observe l'éclosion d'un œuf, la germination d'une graine, mais il ne saurait disposer des forces mystérieuses sous l'influence desquelles se développent et se reproduisent les formes du volatile ou du végétal dont ils proviennent.

Le magiste, au contraire, sait manier la puissance créatrice de la nature ; elle devient en lui un instrument dont il peut disposer, qu'il dirige et gouverne selon son bon vouloir.

Cette influence, le magiste l'exerce par le dynamisme de sa volonté et ceci suppose chez lui de la connaissance du macrocosme et microcome l'entraînement de sa puissance nerveuse, et le moyen

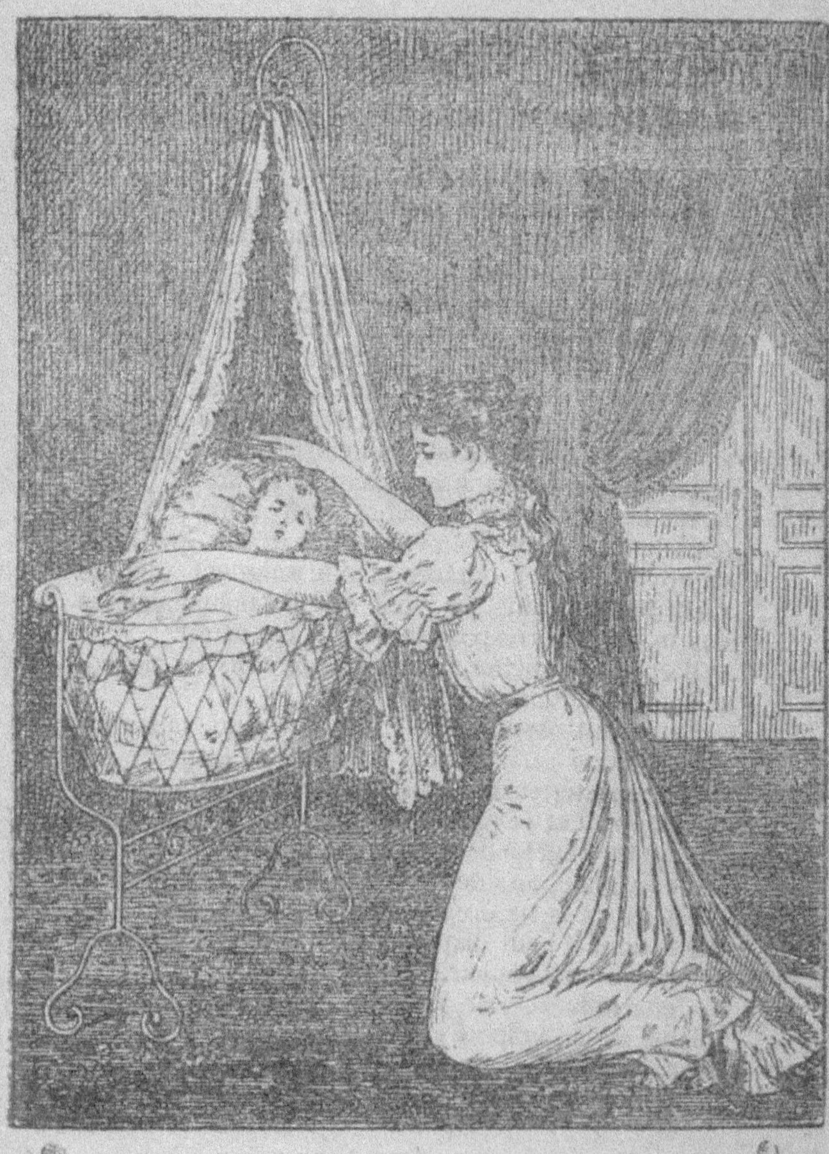

Les mères qui ont lu le « Plus Précieux Trésor de l'Univers » embellissent et
fortifient leurs enfants par la puissance des fluides magnétiques qu'elles savent
diriger sur leurs chers êtres dont elles développent en même temps au plus haut
degré l'amour filial.

de vaincre ce merveilleux instrument. Quand il a conquis cette triple science, le magiste peut accomplir ces phénomènes, qui semblent bouleverser les lois naturelles, parce qu'il sait condenser et projeter sa volonté et en appliquer le dynamisme à l'évolution de toutes les énergies, aussi bien des forces naturelles que des forces suprahumaines et extra-terrestres.

CONCLUSION

On voit par ce qui précède quel immense cycle de connaissances pratiques fait l'objet de ce colossal ouvrage.

On arrive aussi à connaître ce levier puissant qui est en tout l'homme, la volonté, et on apprend à lui faire accomplir les plus stupéfiants prodiges.

Cet ouvrage dont nous venons de faire un exposé rapide, à peine plus complet qu'une table de matières, explique l'irrésistible pouvoir sur leurs semblables, sur les éléments et sur toutes les forces naturelles, que nous possédons.

Prix CINQ francs, franco par la poste

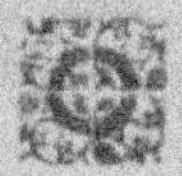

A. CHIRON Fils

—

LE TOUT SAVOIR
des Campagnes et des Villes

PRIX 3 fr. 50

—

> Un peu de science et de droit pour ses affaires un peu de médecine pour sa santé.　　　　　　　　HENRI IV.

Nous avons la bonne fortune de vous offrir un véritable petit chef-d'œuvre non seulement utile, mais nécessaire, indispensable à tout lemonde. C'est assurément lelivre le plus utile qui ait jamais été écrit.

L'auteur l'intitule : *Le Tout Savoir des Campagnes et des Villes*, et c'est, un petit trésor en ce sens qu'il contient toutes les principales connaissances pratiques de la vie courante.

Cet ouvrage réalise le désir du bon roi Henri IV qui était d'avis que tout homme doit connaître « un peu de droit pour ses affaires, un peu de médecine pour sa santé ».

C'est le guide indispensable de tous ceux qui tiennent à régler eux-mêmes leurs affaires, sans le secours d'étrangers (experts, géomètres, etc.) dont les services sont rarement gratuits.

Le Tout Savoir des Campagnes et des Villes contient :

1° Les dispositions légales essentielles concernant la vie civile et politique : naissance, décès, mariage, succession, élections, listes électorales, conseil municipal, etc., les lois et règlements relatifs à l'agriculture, aux propriétés rurales et urbaines ; achat et vente de denrées et des animaux, droits de passage, plantations, hypothèques, baux et ventes sous seing privé, chasse, pêche, récolte, impôts, roulage, etc.

2° Des directions et des modèles qui permettront à tout homme sachant lire et écrire de rédiger convenablement et lui-même toutes sortes d'actes sous seing privé tel que bail de maison, bail de terre, acte de vente, d'échange, de partage entre majeurs visite ou état de lieux, réclamations diverses, demandes d'emplois, etc.

3° Des notions de cubage et de toisé qui rendront facile pour chacun le mesurage d'un tas de paille, de fumier, d'une cuve, d'un tonneau, d'une citerne, d'un arbre en grume ou équarri, d'un mur de maçonnerie le calcul de la hauteur d'un arbre, d'une tour, etc., et cela par des procédés simples, faciles, se comprenant à première lecture.

4° Un chapitre de recettes et renseignements utiles qui renferme des indications précieuses concernant les maladies des hommes et des animaux les propriétés médicinales des plantes les plus connues et leur mode d'emploi, la composition d'un bon nombre de remèdes d'usage courant, etc. (*Voir plus loin la table des matières*).

Cet aperçu, quoique très bref, vous convaincra assurément que l'ouvrage en question répond à un réel besoin, et nous avons la certitude que lorsque vous connaîtrez cet ouvrage, unique en son genre, vous le répandrez autour de vous persuadé de faire ainsi œuvre utile et de rendre à vos amis et voisins un signalé service.

EXTRAIT DE LA TABLE DES MATIÈRES

Chapitre I. — Droit Civil usuel.

Chapitre II. — Droit Rural Usuel.

Chapitre III. — Les Impôts.

Chapitre IV. — Attributions générales des Maires.

SCIENCE & MAGIE
Applications

Les pactes
Les puissances
occultes
Les forces infernales
Les œuvres
démoniaques
Les formules consacrées
et les applications
pratiques
de la Magie et de la
Science moderne

A ceux qui *veulent non-seulement savoir mais encore oser.*

A ceux qu'attirent les mystères du surnaturel et du merveilleux.

A ceux que n'effrayent pas les œuvres démoniaques ni les réalisations infernales de la magie noire. Nous dédions ces lignes :

Nous enseignons, dans toute leur véracité d'expressions, les phrases kaba-

balistiques et le rituel consacré. — Voici du reste
ce que l'auteur dit lui-même à ce sujet :

Le véritable *Sanctum Regnum* de la grande clavicule, autrement dit le *Pacta conventa dæmoniorum*
dont on parle depuis si longtemps, est une chose
fort nécessaire à expliquer ici pour l'inteligence de
ceux qui, voulant forcer les esprits, n'ont point la
qualité requise pour composer la verge foudroyante
et le cercle cabalistique. Ils ne peuvent, dis-je, venir
à bout de forcer aucun esprit de paraître, s'ils n'exé-
cutent de point en point tout ce qui est décrit ci-
après, touchant la manière de faire des pactes avec
tels esprits que ce puisse être; soit pour avoir des
femmes et des filles, telle faveur que l'on souhaite ;
soit pour découvrir les secrets les plus cachés dans
toutes les cours et les cabinets du monde, soit pour
faire travailler un esprit pendant la nuit à son ouvrage ; soit pour faire tomber une grêle ou la tempête
partout où l'on souhaite ; soit pour vous rendre invisible, soit pour vous faire transporter partout où
l'on veut, soit d'ouvrir toutes les serrures, de voir
tout ce qui se passe dans les maisons, et d'apprendre tous les tours et finesses des bergers, soit pour
acquérir la main de gloire et pour connaître toutes
les qualités et les vertus des métaux et des miné-
raux, des végétaux et de tous les animaux purs ou
impurs ; et pour faire des choses si surprenantes,
qu'il n'y a aucun homme qui ne soit dans la dernière surprise de voir, il faut connaître le moyen de
faire pacte avec quelques esprits. On peut alors découvrir les plus grands secrets de la nature qui
sont cachés aux yeux de tous les hommes.

L'homme qui gémit sous le poids accablant des

préjugés de la présomption aura peine à se persuader qu'il m'ait été possible de renfermer dans un Recueil l'essence de plus de vingt volumes, qui, par leurs dits, redits et ambiguïté, rendaient l'accès des opérations philosophiques presque impraticable ; mais que l'incrédule et le prévenu se donnent la peine de suivre pas à pas la route que je leur trace, et ils verront la vérité bannir de leur esprit la crainte que peut avoir occasionnée un tas d'essais sans fruits, étant faits hors de saison ou sur indices imparfaits.

C'est encore en vain qu'on croit qu'il n'est pas possible de faire de semblables opérations sans engager sa conscience ; il ne faut, pour être convaincu du contraire, que jeter un clin d'œil sur la vie de *saint Cyprien*.

Si nous voulions examiner avec détails ce chef-d'œuvre justifiant si justement son titre, il nous faudrait un volume entier.

L'étude de la première partie indique suffisamment l'importance capitale de la seconde pour qu'il soit inutile de donner d'autre explication que l'énumération pure et simple des expériences à réaliser et des résultats merveilleux à obtenir :

Véritable *Sanctum Regnum* de la clavicule. — Véritable manière de faire les pactes. — La verge foudroyante. — Le cercle cabalistique. — Pour forcer les esprits à paraître. — Grande appellation des esprits avec lesquels on veut faire un pacte. — Apparition des esprits. — Demandes à adresser aux esprits. — Seconde apparition des esprits. — Conjuration et renvoi des esprits avec lesquels on fait un pacte. — Action de grâce. — Oraison pour se garantir des mauvais esprits. — Conjuration des quatre. — Conjuration des sept. — Pratiques occultes. — Moyen d'écarter les périls et de conseiller la générosité. — Moyen de se rendre invulnérable et invincible. — Moyen de savoir si sa femme est fidèle. — Moyen de faire s'enfuir d'une maison toutes les personnes qui l'habitent. — Moyen d'empêcher le feu de brûler. — Moyen de prendre un fer chaud sans se brûler. — Moyen d'ouvrir son esprit aux sciences. — Moyen de donner à quelqu'un le dégoût du vin et de guérir l'ivrognerie. — Moyen de voir pendant son sommeil une vision qui apprend l'avenir. — Moyen de gagner tous les mauvais procès. — Moyen de rendre du verre malléable et mou comme du beurre — Moyen de produire des hallucinations effrayantes. — Moyen de guérir l'épilepsie. — Moyen de faire croître les cheveux et de faire pousser du poil sur n'importe quelle partie de corps. — Moyen de se garantir de la peur, de se protéger contre les fantômes. — Moyen d'enlever la soif à un fiévreux. — Moyen d'empêcher un coq de chanter et de s'accoupler. — Moyen de se garantir des naufrages et d'éviter les accidents — Moyen d'augmenter le lait chez les nourrices. — Moyen de faire voir le diable à une personne en dormant. — Moyen de faire fuir ses ennemis et les bêtes dangereuses. — Moyen de faire suivre les animaux. — Moyen de guérir les douleurs de jambe, de reins, de vessie. — Moyen d'exorciser les maisons hantées. — Moyen de chasser les idées noires et les obsessions. — Moyen d'acquérir la faculté d'annoncer l'avenir. — Moyen d'apaiser les maux de tête et d'estomac. — Moyen de guérir les ulcères, les plaies, les hémorroïdes, les diarrhées. — Moyen pour une femme de se faire aimer de son mari. — Moyen de faire avouer et dire à une femme pendant son sommeil tout ce qu'elle a fait. — Moyen de faire assembler tous les oiseaux d'une contrée au même endroit. — Moyen de se préserver des piqûres d'abeilles et de guêpes. — Moyen de se préserver de la médisance des voisins. — Moyen d'empêcher les femmes qui ont trompé leur mari de sortir d'une église. — Moyen de connaître ceux qui projettent de vous voler. — Comment on doit cueillir les herbes magiques. — Moyen de n'être jamais trompé dans ses affaires. — Moyen d'engraisser. — Moyen de faire la paix avec ses ennemis. — Moyen de se garantir contre le tonnerre. — Moyen d'arrêter les hémorrhagies. — Moyen de prévenir les ulcères. — Moyen de calmer la goutte. — Moyen de guérir les maladies du foie. — Moyen de faire assembler au même endroit tous les lièvres du voisinage. — Moyen de voir dans une chambre des choses merveilleuses. — Moyen de faire paraître une chambre pleine de serpents. — Moyen de faire assembler tous les chiens des environs. — Moyens d'empêcher les chiens d'aboyer. — Moyen de guérir la fièvre. — Moyen de guérir les écrouelles. — Moyen d'empêcher les loups d'approcher. — Moyen de se rendre agréable à tout le monde. — Moyen de lire aussi bien la nuit que le jour. — Moyen de prendre les oiseaux à la main. — Moyen de prendre les poissons à la main.

La poule noire et pratiques pour que l'esprit immonde apparaisse vêtu d'un habit écarlate et culotte vert d'eau, sa tête ressemblant à celle d'un chien à oreilles d'âne surmontée de deux cornes, ses jambes et ses pieds étant comme ceux d'une vache. Cet esprit devant servir tous vos caprices et vous rendre le plus heureux des heureux.

Moyen de chasser les puces et les punaises. — Moyen de guérir les dartres et les écorchures. — Moyen de chasser les rats d'une maison. — Moyen d'activer la circulation du sang. — Moyen de donner des forces pour l'amour. — Moyen de se délivrer des rêves érotiques. — Moyen de guérir les morsures de serpent. — Moyen pour qu'une femme reste stérile. — Moyen de faire disparaître les taches de rousseur. — Moyen pour empêcher des œufs d'éclore. — Moyen pour chasser toutes les taupes d'un champ. — Moyen pour rendre blanc un cheval noir. — moyen d'empêcher un arbre de porter des fruits. — Moyen d'augmenter la production d'une terre.

Talismans, Amulettes, Porte-Bonheur

Les êtres et les choses étant également soumis aux influences planétaires, il est utile de savoir ceux dont il faut s'entourer pour s'attirer la plus grosse somme possible de satisfactions, par une communion d'influence attractive favorable, en harmonie avec notre nativité.

Pour que tous les peuples de la terre, à quelque race, civilisation ou religion qu'ils appartiennent, s'entourent avec une égale confiance, de l'heureuse influence des fétiches, attractions ou talisman — le nom importe peu — il faut bien reconnaître que cette indéracinable croyance *repose sur des vérités contrôlées et confirmées* depuis le commencement des Siècles.

Malheureusement les Talismans étant souvent mal choisis, sont en opposition avec l'influence de la personne qui les porte si bien, que les actions se neutralisant les Talismans restent sans effets.

Il importe donc d'être initié aux secrets des Talismans.

Les chapitres suivants sont consacrés à ces études :

Du Talisman, sa composition et ses vertus.

Recherche de la planète influente, indication de ce qu'il faut faire et éviter pour s'orienter au mieux dans la vie, indication du **Talisman Attractif**, énumération des **attractions** proprement dites à adopter.

Du meilleur jour pour fabriquer le talisman du feu et celui de l'amour très efficace.

Autres Mystères

LES SECRETS DES GRANDS MAITRES
DE L'OCCULTISME

Composition de mort ou la pierre philosophale permettant d'obtenir une livre et demie de bon or.

Pour lever les sorts et faire venir la personne qui a aussi le mal. — Pour rompre et détruire tout maléfice célèbre contre les animaux. — Le miroir magique. Des miracles et des guérisons que l'on obtient avec lui. — Pour rompre et détruire un sort au moyen du coq noir. — Pour enclouer et faire souffrir une personne. — Moyen de guérir les avives et tranchée des chevaux. — Pour guérir les cancers et les autres maux accessibles aux yeux et aux doigts. — Contre les brûlures. — Pour faire rendre les objets volés. — Pour arrêter un serpent. — Pour arrêter chevaux et équipages. — Pour se rendre invisible. — Pour gagner au jeu.

PHILTRES D'AMOUR

L'envoûtement d'amour. — Pour obtenir l'amour de quelqu'un. — Moyen pour une femme de se faire aimer davantage de son mari. — Cadeau qu'une demoiselle doit faire pour conserver l'amour de son fiancé. — Pour savoir si l'on est aimé. — Pour savoir si l'on se mariera. — Pour connaître son sort conjugal. — Pour savoir quel âge aura son futur ou sa future. — Remarques curieuses sur plusieurs signes de l'avenir. — Divers moyens très efficaces de se faire aimer de la personne que l'on désire. — Pour faire venir une fille si sage qu'elle soit. — Expérience d'une force merveilleuse des intelligences supérieures. — Pour empêcher la copulation. — Pour dénouer l'aiguillette et détruire le charme de l'expérience ci-dessus. — Ce qu'il faut faire avant de choisir un époux ou une épouse. — Deux moyens pour ramener un fiancé attiré par une autre femme. — Pour éveiller l'amour d'une jeune fille qu'on veut épouser. — Pour donner de la force vitale. — Pour s'assurer l'amour d'une jeune fille. — Pour résister aux artifices d'une femme dangereuse. — Pour rendre le calme à un jaloux. — Pour endormir toutes les personnes d'une maison où se trouve une jeune fille qu'on aime. — Pour triompher d'une rivale. — Pour assurer la fidélité à deux amants séparés par un voyage de quelque durée. — Pour empêcher une femme d'aller à un rendez-vous.

PHILTRES DIVERS

Pour réconcilier des personnes séparées sur des questions d'intérêt. — Pour enlever aux vaches leur lait. — Pour rendre leur lait aux vaches. — Trois moyens de divination dans un cas embarrassant. Pour que les semailles soient heureuses. — Pour savoir où vos troupeaux prospèreront. — Pour donner l'intelligence à un nouveau-né. — Pour protéger un champ contre les rats, taupes, mulots et autres animaux nuisibles. — Pour retrouver un objet perdu. — Pour rétablir la concorde dans un village. — Pour faire revenir un chien perdu. — Pour faire cesser les médisances. — Pour faire tomber la fiente. — Maléfice pour rendre clairs les œufs d'une couvée. — Contre la migraine, moyen de la guérir instantanément. — Pour rendre ses vaches fécondes.— Pour se protéger contre les serpents et autres vermines. — Pour l'heureuse délivrance d'une femme enceinte. — Pour se débarrasser d'un maléfice introduit dans votre maison par un objet ensorcelé. — Contre les glandes qui supurent, (guérison certaine). — Pour réconcilier deux adversaires.— Pour arrêter le sang des blessures. — Pour se débarrasser d'une obsession. — Pour délivrer une maison hantée. — Contre un mal héréditaire. — Contre la paralysie d'une partie du corps. — Pour conjurer le maléfice du sel et du poivre renversés à table. — Pour rendre la vue aux aveugles. — Contre les vers intestinaux. — Contre les maladies de la peau (guérison). — Contre les crampes d'estomac — Pour garantir les moissons de la grêle. — Contre les morsures de vipères. — Pour triompher de ses rivaux. — Pour apprivoiser les oiseaux. — Maléfice mortel dirigé contre un ennemi. — Pour jeter un sort sur les aliments qu'absorbe votre ennemi.— Pour apporter du bonheur dans une maison où l'on veut habiter, etc. etc.

SCIENCE ET MAGIE ainsi que son nom l'indique marque la science de la magie et **la Science Moderne.**

Dans le silence des laboratoires, en effet, on poursuit les recherches ; peu à peu, le corps nouveau, un à un, livre ses secrets, et aujourd'hui s'agitent autour de lui des théories nouvelles qui ne tendent rien moins qu'à bouleverser de fond en comble les dogmes considérés jusqu'ici comme intangibles, les grandes lois qui servent de base à toute science. La matière, loin d'être inerte, serait, au contraire, un colossal réservoir d'énergie, en activité constante ; elle se désagrégerait spontanément, de façon continue, libérant ainsi une part de cette énergie dont les forces de la nature l'électricité, impressionne les expressions diverses.

Le professeur Fournier, dans une récente séance de l'Académie de médecine, où il avait été chargé de présenter un rapport sur une communication des docteurs Wickham et Degrais, relative aux bienfaits du radium, s'exprimait en ces termes :

« Peut-être, vraiment, n'y aurait-il pas grande exagération de notre part, si, pastichant la fameuse lettre de Mme Sévigné à M. Coulanges, nous venions vous dire : « Nous allons vous mander la « chose la plus étonnante, la plus surprenante, la « plus miraculeuse, la plus étourdisante, la plus sin- « gulière, la plus extraordinaire, la plus imprévue, « la plus incroyable, etc., etc. » Oui, nous serions presque autorisés à vous parler ainsi ; car, n'en déplaise à la célèbre marquise, il nous semble encore moins extraordinaire de voir M. de Lauzun épouser la Grande Mademoiselle que de voir une pincée de poudre, agissant à distance par une sorte de pouvoir magique, effacer ces affreuses souillures de la peau vulgairement connues sous le nomde « taches de vin », voire — ce qui est plus extraordinaire encore — fondre, résorber, résoudre, détruire, anéantir (voici que je vais parler comme ladite marquise) des tumeurs, de véritables tumeurs, du genre de celles qu'on a appelées nævi vasculaires tubéreux, angiomes caverneux, tumeurs érectiles, etc. Eh bien ! si invraisemblable et si inattendu que cela puisse paraitre, cela est néanmoins, et c'est là ce que bien positivement réalisent les irradiations invisibles, mais réelles, pénétrantes et merveilleusement actives, du radium.

« Incroyables donc seraient de tels résultats, s'ils n'avaient leurs certificats d'authenticité fournis par la photographie. Aussi bien, en l'espèce, vos rapporteurs se trouvent-ils particulièrement favorisés, puisque, au lieu d'avoir à vous convaincre par de compendieuses descriptions, ils n'auront qu'à vous soumettre des photographies et vous dire ce que nous allons simplement vous dire : « Voyez et jugez. »

Et le professeur Fournier fit alors passer sous les yeux de l'Académie les photographies que nous reproduisons ici dans le traité d'Hypnotisme.

L'une représente une tumeur angiomateuse très colorée, qui faisait saillie sur le front d'un bébé de sept mois ; elle avait 2 centimètres de saillie sur 2 centimètres de base et était pleine de sang. Au bout de quinze jours de traitement, une petite croûte se forma, indiquant le commencement de la réaction ; en cinq mois, la guérison était complète. La tumeur avait disparu ; seule, la peau à cet endroit est restée un peu plus claire et plus blanche.

La seconde est une tache de vin de grande dimension, siégeant au cou, colorée en violet foncé à la partie supérieure, en rose mauve à la partie inférieure. Après deux mois de traitement, à raison de deux heures par jour, toute la surface fut décolorée, les tissus étaient devenus lisses et à peine plus clairs que les tissus voisins.

La troisième enfin était un nævus mamelonné surélevé de 3 à 6 millimètres, et de coloration violet foncé. En raison de leur ancienneté, le malade étant adulte, ces lésions avaient été considérées jusque-là comme rebelles à tout traitement. Au bout de trois mois, les tissus n'offraient plus qu'une légère teinte rosée, avec un point un peu plus rouge près de l'œil.

Ce sont là trois cas pris au hasard, car les applications d'appareils à radium portent aujourd'hui sur plus de cinq cents malades, il est donc absolument certain que, sous son action, les tissus se modifient, certaines productions bourgeonnantes semblent véritablement fondre, certaines ulcérations se cicatrisent, certaines inflammations chroniques cessent et disparaissent.

Pour bien comprendre la manière dont sont faites ces opérations, il faut lire **Science et Magie**.

L'étude du *radium* et des applications qui en sont faites sont l'objet d'un chapitre spécial de *Science et Magie*.

Dans ce chapitre, le lecteur apprendra où comment et pourquoi sont utilisées ses merveilleuses propriétés.

Que pourrions-nous ajouter après cette édifiante

énumération ? Evidemment, rien mieux que les titres ne sauraient exprimer l'étendue et l'importance
capitale de ce livre sensationnel.

Science et Magie est absolument indispensable à
ceux qui, non contents de savoir la théorie veulent aussi
réaliser les principes par des applications pratiques.

Envoi franco contre la somme de **3** francs **50**,
en timbres, bons ou mandats-poste.

Aux Galeries Laferrière, *17, rue Laferrière*,
PARIS. (Comptoir de Librairie).

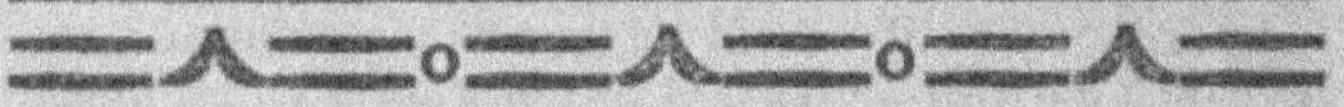

Audaces Fortuna Juvat

Comment
on fait Fortune

*Procédés et combinaisons avec lesquels on s'enrichit
largement, aisément, rapidement*

Ces procédés, purement spéculatifs, n'ont rien de
commun avec le jeu

HORIZONS NOUVEAUX ouverts à toutes les
Classes de la Société, aux Dames aussi bien qu'aux
Messieurs, quelles que soient leurs aptitudes ou

leurs occupations et cela sans capitaux préalables, sans connaissances spéciales, sans dérangement d'aucune sorte.

Soyez bien convaincus que jamais pareille occasion de tenter la fortune et de la réaliser ne vous avait été offerte. Votre plus constante préoccupation es d'avoir de l'argent, beaucoup d'argent, et la fortune vous apparaît comme un rêve irréalisable, que vous vous sentez impuissant à atteindre par les moyens dont vous disposez, tant il est difficile de faire de sérieuses économies. Eh bien, réjouissez-vous et reprenez courage, car ce moyen de faire fortune nous venons vous l'offrir.

Vous tous, travailleurs et besogneux, que tourmente l'incertitude du lendemain ; vous tous, artisans, commerçants et fonctionnaires, qui désirez vous assurer dans l'avenir le bien-être et l'aisance, soyez heureux en apprenant que c'est plus que le bien-être, plus que l'aisance, que nous venons mettre à votre disposition, mais bien *la fortune elle-même avec toutes les joies qu'elle comporte.*

Ayez confiance en votre étoile et ne laissez pas échapper cette occasion unique de voir enfin se réaliser, comme par enchantement, vos tentations et vos désirs de bonheur et de prospérité.

Il est dorénavant faux de dire qu'il faut beaucoup d'argent pour en gagner beaucoup, puisque nous vous vendons la possibilité de gagner une fortune entière avec 2 fr. 25. Quelque fantastique que cela puisse vous paraître, rien pourtant n'est plus incontestablement *vrai.*

Pas une seule combinaison de rente, d'assurance, de loteries ou de placements quelconques ne peut-

offrir des garanties de sécurité aussi grandes et des certitudes de fortune aussi précises.

Nous croyons inutile d'insister davantage pour déterminer nos lecteurs à s'assurer dans l'avenir la quiétude, le bien-être et la fortune. Avec une prévision aussi tentante et en même temps aussi positive, aussi réelle et aussi vraie, il ne saurait y avoir d'hésitation dans l'esprit de personne.

Lorsque vous aurez lu dans ses cent pages la communication absolument géniale que nous vous adresserons, la fortune ne vous apparaîtra plus comme une utopie irréalisable, mais vous la considérerer au contraire comme réalité présente et certaine.

Prix : 2 fr. 25

AUX GALERIES LAFERRIÈRE (Comptoir de Librairie),

17, rue Laferrière, Paris

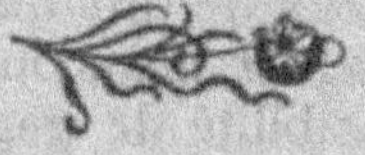

POCHETTE DU LOCATAIRE

CETTE POCHETTE CONTIENT :

Mille et un moyens de **museler** *solidement* son Concierge et, au besoin, de *river le clou* *proprement* au Propriétaire.

Un Billet donnant droit gratuitement au tirage d'un GROS LOT de

500,000 fr.

CINQ BILLETS gratuits d'une valeur de UN FRANC chacun (soit CINQ FRANCS), payables en Marchandises.

Et de nombreux documents d'un intérêt palpitant.

Cette Pochette, d'une valeur inestimable, puisqu'elle contient, avec la certitude de rester enfin maître chez soi, *une Promesse de Fortune* possible et probable et une valeur réelle de **CINQ** francs

Est vendue seulement : **UN FRANC 50**

NOTA. — Quoique présentée sous cette forme plaisante, la *Pochette du Locataire*, avec billets et documents, contient bien réellement et sérieusement exposés les droits et pouvoirs des Locataires sur les Concierges et propriétaires, ainsi que les Devoirs et Obligations des Concierges vis-à-vis des Locataires.

POCHETTE MATRIMONIALE

CETTE POCHETTE CONTIENT :

Un Merveilleux et Nouveau **Secret** d'attirance irrésistible et d'ultime séduction, reconnu par expérience infaillible pour se faire aimer follement, passionnément, *avant* et *pendant* toute la durée du mariage.

Un Billet (Billet de la dot) faisant participer au tirage d'un gros lot de CINQ CENTS MILLE francs dont le paiement est garanti par l'Etat.

Une Promesse de Mariage *sérieuse, certaine*, dont pourront bénéficier à coup sûr Demoiselles et Messieurs qui désirent se marier.

Cinq Billets valant chacun UN FRANC soit CINQ FRANCS payables en marchandises.

Cette Pochette d'une valeur par conséquent inestimable est vendue seulement :

UN franc 50 centimes

En vente chez les Libraires, Kiosques, Papetiers et Marchands de journaux
Maison GUÉRIN, *17, rue Laferrière*, PARIS. (*Téléphone 125-26*)

FEMINI-POCHETTE

CETTE POCHETTE CONTIENT :

Un Billet donnant droit gratuitement au tirage d'un GROS LOT de **500,000 fr.**

CINQ BILLETS gratuits d'une valeur de UN FRANC chacun (soit CINQ FRANCS), payables en Marchandises.

Un **TRAITÉ de CORRESPONDANCE SECRÈTE** permettant de déjouer toutes les indiscrétions par l'ingéniosité de ses clefs indéchiffrables pour tout autre que le destinataire initié.

Un **CATALOGUE** constituant un savant traité de **Beauté**, véritable bréviaire profane de la Femme, confident avisé des confidences exquises, contenant tous les secrets de l'alcôve et de l'ultime beauté. — (Et divers autres documents à la fois utiles et intéressants).

Cette Pochette qui vous permet de gagner une Fortune, qui représente en réalité une valeur d'au moins *DIX FRANCS* est vendue seulement :

UN FRANC 50 CENT.

En Vente chez tous les libraires, papetiers, kiosques et bureaux de tabacs

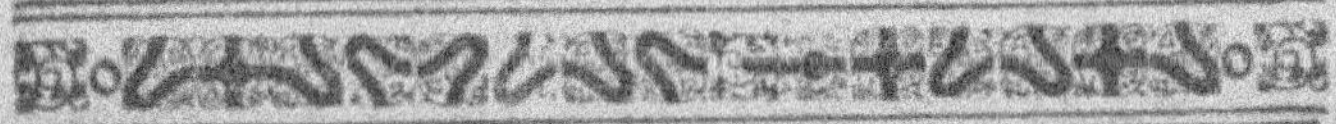

nous y obliger, il mit en nos cœurs l'impérieux, l'irrésistible besoin d'aimer.

Tous nos goûts, nos désirs, toutes nos constantes préoccupations ont l'amour pour objectif.

L'amour est fait de la conjonction des âmes et des corps sous l'influence convergente, vers le même but, des volontés et des désirs de l'homme et de la femme.

A ceux ou celles qui n'ont pas le don de plaire et de captiver.

A ceux ou celles qui balbutient sous l'influence d'une grosse émotion et qui voient s'éloigner ainsi le plus cher objet de leur convoitise.

A vous tous qui aimez et qui voulez en retour être également aimés, nous offrons les moyens secrets et infaillibles de faire naître à votre profit l'amour le plus intense.

C'est la victoire et le triomphe de l'amour sous l'influence des puissances attractives du plan astral.

Pendant de nombreuses années, des esprits forts ou soi-disant tels, s'entêtèrent à constater l'existence des influences occultes et magiques. De récentes et fantastiques découvertes ont ébranlé la forteresse de négation derrière laquelle ils se retranchaient. Le monde, en effet, est peuplé de forces invisibles impalpables dont l'étude, quant à leur essence, est inaccessible à nos facultés, mais dont l'existence est démontrée par l'observation, par l'expérience, et par les manifestations constantes qu'elles exercent sur nos sens et sur notre volonté.

Ces forces complètement rebelles à l'action du profane sont un puissant instrument de domination entre les mains de ceux qui connaissent le *Césame ouvre toi* de la magie.

Ainsi que le fluide aimanté, l'électricité, le magnétisme animal, dont la science officielle a proclamé la puissance et les vertus, les forces déterminantes de l'occultisme se peuvent concentrer dans divers objets qui leur servent de récipient et desquels elles se dégagent lentement pour exercer leur pouvoir mystérieux et produire l'effet pour lequel elles ont été destinées. De là résulte l'efficacité magique des philtres d'amour et des pratiques envoûteuses attractives ou répulsives.

L'ouvrage que nous présentons est le plus précieux monument d'initiation aux secrets avec lesquels l'homme qui *sait* et qui *veut*, triomphe de toutes les résistances, dispose des faveurs, des volontés de l'amour ou de la haine de la personne sur laquelle s'exerce l'irrésistible force des philtres.

Sous l'influence de l'action magique il se produit une sorte d'envoûtement spécial qui domine la volonté convoitée, si bien qu'elle devient un instrument docile entre les mains de celui qui *sait* et qui *veut*. Les dames *initiées* exercent sur les hommes un pouvoir dominateur également puissant et irrésistible.

Mais il faut savoir et *vouloir*.

Eh ! bien, les secrets jalousement conservés depuis l'origine des temps par les maîtres de l'occultisme qui furent ainsi les prophètes et les apôtres des religions, sont désormais livrés au public mais seulement à ceux qui *sauront* et qui *voudront*, parce qu'ils auront la *foi*, c'est-à-dire cette grâce mystérieuse plus forte que les volontés, plus forte que la douleur, plus forte que le monde.

C'est la source du triomphe que cet ouvrage révèle.

Dans ses pages concises et précises il contient les matières de plusieurs volumes, attendu que tout ce qui pouvait être inutile a été soigneusement exclu.

Son enseignement se divise ainsi qu'il suit :

1° Secrets, philtres et procédés magiques et occultes pour faire naître l'amour dans le cœur de la personne convoitée.

2° Secrets, philtres et procédés magiques et occultes pour maintenir et conserver l'amour de la personne aimée.

3° Secrets, philtres et procédés magiques et occultes pour chasser de son cœur l'amour que l'on éprouve pour une personne que l'on ne veut pas aimer, pour une raison quelconque, de manière à ne plus y penser et à n'éprouver d'ennui d'aucune sorte de la rupture,

4° Secrets, philtres et procédés magiques et occultes pour détruire l'amour chez une personne qui vous aime et l'obliger à vous oublier.

5° Secrets, philtres et procédés magiques et occultes pour détruire l'amour qu'une personne éprouve pour une autre personne et rendre ainsi impossible les promesses ou les mariages projetés, etc.

Prix : **3** fr. **50**

Aux GALERIES LAFERRIÈRE (Comptoir de Librairie),

17, rue Laferrière, Paris

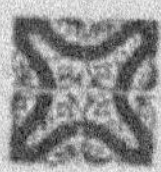

Les Jeux de Hasard

Pourquoi on perd. — Comment on gagne. —
A la roulette. — Aux Trente et quarante
Les Courses. — Au Baccara.
La Bourse

LE ROUGE ET LE NOIR

Peut-on faire sauter la banque a la roulette ?

*Inaudi intervient dans le tournoi de sir Maxim
et de lord Rosslyn*

Londres, 25 septembre. — *Dépêche particulière
du « Matin ».* — Le tournoi de roulette entre lord
Rosslyn et sir Hiram Maxim continue à intéresser de
plus en plus le public anglais.

On se rappelle les conditions de ce tournoi. Les
voici résumées en deux mots :

Lord Rosslyn prétend qu'avec un système de son
invention il lui est non seulement possible de gagner
de l'argent à la roulette, mais, mieux encore, de faire
sauter la banque, avec un maximun de 5.000 parties
et une mise en jeu de 250.000 francs. Sir Hiram Maxim,
de son côté, affirme qu'aucun système, si ingénieux et
si scientifique soit-il, ne peut faire sauter la banque. Il
déclare qu'à la longue la banque doit fatalement
gagner.

Sir Hiram Maxim ayant relever le défi de lord Rosslyn, le tournoi a commencé samedi dernier.

C'était aujourd'hui la sixième journée de ce curieux tournoi. Sir Hiram Maxim, avec 250.000 francs dans sa caisse, fait l'office du banquier. De son côté, lord Rosslyn essaye son système avec une somme équivalente en jeu. Il a été entendu à l'avance que le perdant ne paierait au gagnant que la somme de 250 francs seulement.

Voici quelle était ce soir la position des concurrents :

Nombre de coups joués, 2.500 ; nombre de coups à jouer, 2.500.

La banque gagne le premier jour 4,730 francs, le deuxième jour 7.585 francs ; le troisième jour, lord Rosslyn gagne 49.305 francs.

Nous ne connaissons pas encore le résultat, mais ce que nous savons bien, c'est que notre livre : *Les Jeux de Hasard*, possède exactement la solution de ce troublant problème.

****

Ce livre n'est pas une méthode. — Ce n'est pas davantage un système (il y en a trop dont *pas un* n'est capable de gagner). — Ce n'est pas non plus une théorie abstraite d'où ne résulte rien, sinon des idées fausses qui poussent seulement le joueur à une perte souvent plus rapide.

C'est l'étude pratique du jeu par un joueur expérimenté.

C'est le moyen certain de gagner TOUJOURS et TOUS LES JOURS un minimum de vingt pour cent, c'est-à-dire un cinquième du capital engagé, quel qu'il soit.

Et cette affirmation n'est pas un leurre, une réclame alléchante, c'est l'expression la plus exacte de la vérité, de la vérité indéniable, rigoureusement contrôlée et expérimentée par les rares joueurs pratiques qui, jusqu'à présent, en connaissent, nous pouvons bien le dire le secret.

La connaissance du jeu tuera le jeu, nous croyons faire œuvre morale en le publiant, les mieux avisés en profiteront.

Cet ouvrage comprend trois parties distinctes :

Première partie. — Étude de la Roulette, du Trente et quarante et du Baccara. — Les mauvaises méthodes du jeu et les dangers de ses méthodes. — Sur quelles bases il est possible d'asseoir une manière de jouer qui ait toute chance de donner un résultat. — Indications de quelques systèmes connus et la preuve de leur impuissance et de leur danger. — Règles générales de tous ces jeux ainsi que du jeu des Courses et des opérations de la Bourse. — Preuves que dans tous ces cas l'on peut gagner toujours et régulièrement.

Deuxième partie. — Le moyen de gagner deux cents francs par jour avec mille francs. — *Roulette Trente et Quarante.* — Ce moyen, nous ne saurions trop le répéter, n'est pas un système comme le comprennent les joueurs, c'est le résultat d'une étude qui a montré dans chaque jeu le point faible de la banque et la manière de le battre. — La preuve en est fournie d'une façon manifeste et on peut dire que, par ce procédé, on ne joue plus, on se fait payer à coup sûr par la banque.

Troisième partie. — La même étude est faite sur le Baccara et sur les Courses. Le moyen de gagner de l'argent sur toute opération de Bourse est une conclusion qui ne peut manquer d'être très intéressante.

Les trois parties de cet ouvrage unique, révélateur de combinaisons précises basées sur les lois régulières et constantes du hasard sans jamais s'en éloigner de manière à éviter les écarts, les grosses mises et les sauts, sont vendus **10** fr.

Certains maintenant d'avoir donné à chacun le moyen de gagner au jeu, nous attendons sans crainte le jugement des personnes à qui ce livre est destiné.

DON BRENNUS DE MELLUM

TRAITÉ PRATIQUE

d'Hypno-Magnétisme

L'ouvrage que nous présentons au public a trois prétentions : la clarté, la justesse et la pratique.

L'hypnotisme et le magnétisme sont connus depuis des siècles, mais combien existe-t-il d'hypno-magnétiseurs.

La principale préoccupation de l'auteur en écrivant ce livre a été d'enseigner non pas la théorie exclusive d'une science, mais la pratique de ses applications.

Nous ne pouvons mieux faire que citer quelques-unes des révélations du capitaine Ozo enseignées dans ce volume et que tout lecteur pourra réaliser aussi bien que le capitaine lui même.

« Pour ma part, dit il, je dispose d'une force magnétique que l'on peut acquérir facilement. Par l'émission de mon fluide et la concentration de ma volonté je produis, sur certains sujets nerveux, des effets incroyables.

« J'ai fait des expériences qui font trembler, des expériences qui démontrent que la nature, elle-même, est impuissante devant ce fluide. Ses lois, ses forces sont annihilées.

« J'exerçais, à Callao, la médecine ; j'ai traité et guéri beaucoup de malades par le magnétisme et je me suis souvent livré, sur différents sujets, à des expériences impossibles. Ainsi, un individu est resté quarante-huit heures en état de catalepsie, debout et un bras tendu ; je l'ai tiré de cet état au bout de ces deux jours et il n'éprouvait aucune fatigue, un peu d'abrutissement seulement pendant les premiers moments. La vie s'était donc, à ma volonté, arrêtée pendant deux jours.

« Qui sait, si avec une plus forte dose de fluide, la catalepsie ne durerait pas des semaines, des mois, des années ? On pourrait, peut être, faire vivre des siècles des individus ! J'ai mis dans cet état plus de vingt jeunes gens et jeunes filles pendant des heures entières ; la sensibilité était complètement détruite et j'ai eu occasion de pratiquer des opérations doulou-reuses sans que le patient eût senti quoi que ce soit.

« Par le seul effort de ma volonté et l'influence du fluide dont je dispose, j'ai endormi plus de cent su-jets et, pendant ce sommeil factice, je leur faisais faire tout ce que je voulais. Je leur faisais éprouver la joie ou la douleur, et ceci, au suprême degré. Ainsi, lorsqu'un individu était sous l'influence du magnétique de ma volonté, je lui disais qu'il brûlait ; aussitôt des contorsions, des cris atroces, enfin, tous les symptômes de la plus vive douleur se manifes-taient, il fallait le réveiller au plus vite car il serait probablement mort de douleur. A d'autres, c'était l'effet opposé que je produisais, je leur disais qu'ils étaient couchés avec l'objet de leur flamme, aussitôt l'épanouissement du bonheur se répandait sur leur visage, c'était des caresses et des embrassements prolongés, il fallait encore réveiller ceux-là, sans tarder, qui seraient probablement morts d'épuisement.

« A certains je faisais manger des oignons, du savon, de la viande crue, du cirage, etc., en leur disant que c'était soit un fruit ou un gâteau et ils dévoraient avec délices toutes ces ordures sans que la nature se révoltât

« Je répétai souvent des épreuves analogues, maintes fois je fis absorber, aux sujets magnétisés, des drogues inertes, et ces drogues produisent l'effet que je voulais produire. Ainsi, un simple verre d'eau, sous ma seule volonté, donnait l'ivresse la plus manifeste, produisait des vomissements ou purgeait l'individu selon que je lui ordonnais de boire du rhum, de l'ipéca ou du sel d'Epsum.

« De même un demi litre de rhum, une solution d'ipéca ou de sel de magnésie ne faisaient rien si je disais au magnétisé que c'était de l'eau pure. La nature, la constitution, les fonctions organiques sont donc transformées ; ce fluide, cet agent mystérieux, agit donc sur tout l'organisme, l'excite, l'atrophie suivant le cas. Les preuves en sont là, palpables, indiscutables.»

Savoir est bien, mais pouvoir est mieux, et ce sont les moyens à employer pour hypno-magnétiser facilement ses semblables que Doctor-Brennus a décrits dans un langage clair, précis qui en rend la pratique facile à tout le monde.

Dans ce livre est enseigné pratiquement le moyen de reconnaître les sensitifs ou les bons sujets, c'est-à-dire les personnes pouvant être endormies avec chances de succès ; le moyen de supprimer la douleur et de produire l'anesthésie la plus profonde permettant d'extraire une ou plusieurs dents sans que le patient manifeste le [moindre malaise ; comment guérir les mauvaises habitudes de toute nature : fumeurs, buveurs d'absinthe, etc.; comment faire faire de rapides progrès, soit en écriture, soit en calcul, aux personnes soumises à l'influence hypnotique ; comment produire la catalepsie, cet état curieux où les sujets semblent devenir des statues animées, notamment sous l'influence de la musique.

Le moyen de trouver, soit dans sa famille, soit dans son entourage, un ou une somnambule dont la lucidité peut rivaliser avec celle des meilleures voyantes.

Comment des personnes peu scrupuleuses ont pu se faire faire des reconnaissances de sommes qu'elles n'avaient jamais prêtées.

Comment obtenir la clairvoyance grâce à laquelle on peut connaître, souvent avec une précision stupéfiante, la marche des événements longtemps à l'avance ; comment guérir les maux de tête migraines et névralgies, sans qu'il soit besoin d'endormir ; le moyen d'endormir instantanément un sujet en lui faisant tenir un verre d'eau ou tout autre liquide ; le moyen de donner des ordres à des sujets endormis et de voir ces ordres exécutés aussi bien à un mois qu'à un an d'échéance. Dans cette circonstance, la personne, obéissant à cette injonction, croit agir de son propre chef.

Enfin, pour ceux ou celles qui refusent de se laisser endormir, sont indiqués les moyens de les prendre pendant leur sommeil et de changer ce dernier en sommeil hypnotique ; les ordres donnés dans cet état sont rigoureusement exécutés au réveil, à l'heure donnée par le suggestionneur.

Nous le répétons, ce livre est le seul réellement clair et pratique qui ait été publié.

*_**

L'énumération de tous les chapitres et sujets traités *pratiquement* dans ce Manuel unique en son genre avec lequel chacun peut et doit devenir un opérateur habile, serait trop longue pour être citée tout entière. Nous allons simplement citer quelques titres s'y rapportant.

La figure 1, représente un opérateur influençant un sujet au toucher.

La figure 2, représente l'opérateur attirant à lui son sujet déjà influencé par l'expérience du toucher.

Comment un opérateur maitrise son sujet (fig. 3).

Comment l'opérateur lie les mains du sujet sans lui toucher et devient maître de ses mouvements.

La figure 5 représente un opérateur endormant un sujet à l'aide de l'un des moyens enseignés dans l'ouvrage.

Dans la figure 6, l'opérateur raidit les jambes du sujet, l'empêche de faire un pas et le cloue sur place.

L'opérateur dans la figure 7 maintient à distance par la seule force de son influence une personne assise sur une chaise qui essaye sans pouvoir y parvenir de se relever.

L'opérateur agit sur son sujet et le plonge dans différents états de lethargie et de somnambulisme extra lucide.

Les figures 8 et 9, sont la représentation de quelques uns des gestes à employer pour obtenir de rapides et faciles résultats.

L'opérateur execrce sur son sujet des suggestions

diverses ; il lui impose des ordre, dispose de sa volonté, lui fait croire ce que bon lui semble, lui fait éxécuter tel mouvement et tel acte qu'il lui plait d'indiquer, lui fait voir les choses les plus invraisemblables etc. etc.

Les figures 10 et 11, sont l'indication de quelques-unes des manœuvres à employer.

Tous ces moyens, autant ceux qui précèdent que ceux qui souvent sont évidemment expliqués clairement dans « *Hypno-Magnétisme* ».

De la guérison certaine de presque toutes les
maladies par l'Hypno-Magnétisme

DE LA MAGNETOTHERAPIE

Etre son propre médecin et devenir le médecin de ses parents et de ses amis.

Parvenir à la guérison d'à peu près toutes les maladies, même de celles considérées comme incurables par la seule puissance de son dynamisme personnel.

Ramener à la santé des malades que les médecins ont abandonnés.

Semer autour de soi la joie et la santé, c'est-à-dire opérer ce qu'on eut appelé autrefois des miracles, tels sont les moyens enseignés pratiquement que contient l'*Hypno-Magnétisme*.

Les figures 12 et 13 représente un opérateur chassant le mal à l'aide de son souffle.

Comment on guérit les maladies de cœur, du foie, de l'estomac et autres organes essentiels.

La figure 15, représente un opérateur agissant sur une maladie des reins.

Cette gravure ainsi que toutes les autres du reste n'est que la reproduction d'un geste dans la série qui constitue la méthode de guérison.

Les maux d'oreilles, et les névralgies faciales disparaissent comme par enchantement sous l'influence calmante de l'*Hypno-Magnétiseur* expérimenté. Le succès obtenu tient du prodige, de l'enchantement fig. 16.

La guérison d'une maladie grave dans la position couchée est représentée par la figure 17.
Tous les rouages de l'organisme subissent l'heureuse influence de l'opérateur.

Pratiques spéciales pour les maladies des intestins et des voies urinaires, maladies des femmes, retards troubles et irrégularités diverses (figure 8).

Dans la figure 19, l'opérateur agit sur le cervelet et la colonne vertébrale, dans toutes les affections de ces parties essentielles de l'individu, et par le soulagement immédiat qu'il procure, prévient les catastrophes possibles ou imminentes.

Les gouttes, rhumatismes et douleurs d'origine diverses cèdent sur le champ à l'action bienfaisante des passes magnétiques fig. 20.

Les opérateurs préparent une malade à devenir son propre médecin en la plongeant dans un état hypnolucide.

La malade voit la nature du mal qui l'afflige, décrit ses causes, indique sa gravité et permet à l'opérateur d'agir en toute utilité.

Notre traité pratique d'hypno-magnétisme est un livre exceptionnel, un ouvrage précieux, un trésor sans égal.

Nous n'ajouterons rien à cet exposé. Le traité pratique d'Hypno-Magnétisme est vendu actuellement *TROIS* francs 50.

Pour le recevoir, il suffit d'adresser 3 fr. 50 en mandat, bon ou timbre-poste, à M. Guérin, libraire-éditeur, 17, rue Laferrière, Paris.

Les envois sont solidement enveloppés, sans marque ni signe extérieurs et à l'abri de toute indiscrétion.

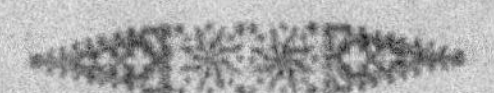

Comment je me fais trois mille francs
de rente avec mes abeilles

par ALEXANDRE BRUN

Prix 2 fr. 50

L'auteur de cet ouvrage, autrefois fonctionnaire de province, vivait avec de maigres appointements.

L'idée lui vint fort heureusement d'étudier d'abord l'apiculture, de la pratiquer ensuite.

Cinq ans après ses premiers essais, sans capitaux engagés, sans mise de fonds, avec ses ruches que lui-même il avait construites, il réalisait un bénéfice net de 3.000 fr.

C'est alors que lui vint l'idée d'écrire son livre dans lequel sont résumés avec ordre et méthode les connaissances pratiques de ses études contrôlées et complétées par cinq années d'expériences et de réussites.

L'auteur a évité toutes les théories scientifiques qui auraient pu le rendre obscur ; il s'est appliqué à faire un ouvrage essentiellement pratique, un guide complet de l'apiculteur inexpérimenté, sans rien oublier de tout ce qui peut lui être utile pour la culture de ses abeilles, la bonne qualité de son miel, la prospérité de son rucher, la fabrication du vin (hydromel), eau-de-vie, vinaigre et liqueurs diverses, véritables nectars que l'on obtient avec le miel.

Puisse-t-il déterminer tous les fonctionnaires de province à augmenter leur bien-être en cultivant comme lui les abeilles, source de revenus importants.

Transports par Chemins de Fer
des Marchandises et des Voyageurs

Prix 2 francs.

Cet ouvrage est le code pratique des commerçants, industriels et voyageurs dans leurs rapports avec les compagnies de chemins de fer.

Toutes les obligations des voyageurs et expéditeurs envers les compagnies sont indiquées, mais ce qui vaut mieux, toutes les obligations des compagnies envers les voyageurs et expéditeurs le sont également avec les moyens à employer pour obtenir facilement satisfaction.

Les compagnies de chemin de fer sont des puissances contre lesquelles le public ne lutte avec avantage que lorsqu'il est bien pénétré de ses droits que cet ouvrage fait connaître aux lecteurs avec la marche à suivre pour les faire respecter,

---

Collection à 0 fr. 25 centimes

Doctor Brennus

Les Meilleurs Moyens

DE GUÉRIR RAPIDEMENT

les

Maladies Vénériennes

dites

MALADIES SECRÈTES

Les maladies vénériennes, telles que la blennorrhagie, vulgairement appelée chaude-pisse, et la syphilis, appelée aussi vérole et avarie, sont l'objet d'une exploitation éhontée de la part d'un grand nombre de charlatans, qui spéculent sur l'horreur qu'elles inspirent aux malades, sur la honte qu'ils ont de les déclarer à leur médecin et sur la nécessité qu'il y a à se soigner sans retard.

La simple lecture de cette brochure fera connaître à tous les intéressés, les moyens utilisés dans les hôpitaux de Paris, qui se sont faits une spécialité de ce genre d'affection, pour obtenir toujours, dans tous les cas et rapidement, une guérison certaine, définitive, rapide et exempte de toute complication. Cette brochure est, en quelque sorte, la méthode officielle des traitements rationnels et sérieux des affections vénériennes.

DOCTOR BRENNUS

Les Maladies de la Peau

TRAITEMENT ET GUÉRISON AFFIRMÉE ET GARANTIE PAR L'AUTEUR

Les maladies de la peau sont nombreuses et fréquentes ; toutes peuvent devenir tenaces, dangereuses et rebelles à la plupart des traitements connus ;

Aucune ne résiste à la puissance du nouveau traitement que contient cette brochure.

DOCTOR BRENNUS

Beauté

La méthode enseignée dans cette brochure, est due au hasard d'une rencontre de l'auteur avec une dame de la haute aristocratie qui fut, jusqu'à un âge très avancé, l'incarnation vivante de la beauté, dans sa perfection la plus absolue. Nos lectrices liront avec intérêt comment la nature elle-même se charge de réparer ses propres outrages et effacer les ravages du temps. Il s'agit là, de véritables secrets qui font le bonheur de toutes les femmes soucieuses de rester ou de redevenir belles.

Don Brennus de Mellum

LES
MERVEILLEUSES
PRIÈRES

avec lesquelles on guérit toutes les maladies

LA FOI QUI NOUS SAUVE

Les guérisseurs des campagnes et des villes
Les prières merveilleuses.
Les toucheurs du bas Poitou.
Les Metzes et les rebouteurs.
Les sorciers, les devins et les miraculeux.
Leurs procédés, leurs gestes, leurs secrets transmis

par la tradition de père en fils et de génération en
génération.

— Si vous voulez apprendre à guérir comme
eux.

— Si vous voulez connaître leurs prières, leurs
attouchements leurs symboles et leur art, lisez ce
livre.

Lisez et pratiquez les conseils contenus dans les
Merveilleuses Prières. Dès la plus haute antiquité, les
hommes ont eu recours à la prière aux reliques et aux
invocations des saints et des divinités, pour se soulager de leurs maux. On attribuait à certaines prières,
à certaines reliques, tels pouvoirs mystérieux de guérison ; on allait en pélerinage à telle source et l'on en
revenait guéri, comme par miracle. Telles recettes
avaient le pouvoir de soulager tels maux et d'en amener une prompte guérison. Depuis, à travers les siècles, en raison de l'abondance et de la diversité des
maux de notre pauvre humanité, ces prières, ces
pratiques et ces recettes, se sont spécialisées en formules plus explicites ; il en est d'autres qui ont subi,
par leur passage à travers tant de générations, certaines déformations, mais toutes sont restées dans leur
fond intact.

Ce sont ces prières et ces pratiques secrètes, dont
une expérience de plusieurs siècles a consacré l'efficacité et qui n'étaient, jusqu'à ce jour, connues que de
quelques rares initiés, que nous vous divulguons dans

les *Merveilleuses Prières*. Toutes les maladies physiques et morales y sont étudiées avec les véritables formules et recettes, pour en amener le soulagement et la guérison.

La médecine hermétique a fait des prodiges, nous le répétons, et l'auteur de ce livre n'a choisi que les pratiques et les formules les plus authentiques et dans leur fond identique à ce qu'elles étaient, il y a deux mille ans. Après avoir lu les *Merveilleuses Prières*, vous saurez comment on traite les maladies, comment composer les recettes et les philtres, comment consacrer les reliques, vous serez votre propre médecin et vous pourrez devenir celui des autres.

1 vol. : Prix : 5 francs

Monologues Lestes

POUR DIRE ENTRE HOMMES

Nous recommandons tout particulièrement les Monolougues dont les titres suivent.

Ce sont autant d'œuvres charmantes, pleines de bon goût de finesse et desprit.

Les vers élégants, faciles, aisés ont été écrits par ceux de nos poètes les plus charmeurs dont la verve fertile est un régal de gourmets, et qui savent amuser par les bons mots, les saillies plaisantes, les à-propos spirituels.

Ces Monologues libres et osés présentent des situations scabreuses, racontent des histoires corsées mais toujours dans un langage correct, quoique imagé. Si les allusions sont transparentes, les phrases pour les dire, appartiennent au style académique léger, mais permis quoique épicé.

Ces monologues sont des morceaux succulents, savoureux que goûtent tous les gens d'esprit à qui ne sauraient plaire les banalités inconvenantes, vulgaires ou grossières.

Ces monologues n'ont jamais été créés dans un concert. Ils sont absolument inédits et ignorés de tout le monde.

Ce sont des primeurs très *vertes*, mais finement

écrites, que nous offrons aux amateurs de diction, aux plaisants convives des dîners fins, et des soupers chics.

Les pommes d'Adam

Par Alexandre Legrand. Ce monologue fait l'historique du premier péché et du rôle que joua le serpent, ce damné petit serpent, favori d'Eve, dans cette émouvante affaire. Il y est dit ce que Dieu fit des pièces à conviction et l'usage auquel le monde les a depuis destinées, car il parait que :

« Depuis avec ces fruits le monde se console. »

Les allusions sont alléchantes et savoureuses.

Prix 0,50 centimes.

Les œufs cassés

Par Alexandre Legrand. Pour faire une omelette, il faut casser des œufs. Apprendre de quels œufs il s'agit et comment ils furent cassés, c'est narrer la la plus hardie, la plus corsée des histoires. Lisez et vous saurez. (Monologue à grandsuccès).

Prix : 0,50 centimes.

La queue du Chat

Par Alexandre Legran. Il s'agit d'un chat qui n'en a pas. Mais :

Aux petits des oiseaux, Dieu donne la pâture
Et sa bonté s'étend sur toute la nature.

Tant et miséricordieuse que malgré le mauvais tour qu'il lui joua, le chat n'eut pas à se plaindre d'une infirmité qui, dans la suite des temps, ne fut en réalité qu'apparente. Prix : 0,50 centimes.

Petit frère vit encore

Par Alexandre Legran. Oraison funèbre anticipée

de ce membre de la famille duquel on dit : un
frère est un ami donné par la nature. Prix : 0,50.

Le gendre bellemérophage

Par ALEXANDRE LEGRAN. Un gendrequi mange sa
belle-mère, transformée en noir animal. Désopilante
sentimentalité familiale. Prix 0,50 centimes

Le Trou de Balle

Par ALEXANDRE LEGRAN. Récit d'un carabinier de
la vieille garde, qui fut décoré par Cambronne,
après le trou que lui fit une balle, d'où Trou de
balle. Prix : 0 fr. 50.

Aide-toi, le ciel de lit t'aidera

Par ALEXANDRE LEGRAN. Duquel il résulte que l'on
a souvent besoin d'un plus pesant que soi.
Prix 0,50 centimes.

Le célibat du prêtre

Par ALEXANDRE LEGRAN. Poème virulent contre le
célibat. Apologie de l'amour. L'amour puissant,
l'amour vermeil, que font éclore au cœur les rayons
du soleil. Prix : 0,50 centimes.

Le petit chat de ma voisine

Monologue d'une finesse exquise et délicieusement spirituel, ou l'auteur explique les émotions
troublantes qu'il éprouve — indiscret, — à con-
templer par le trou de la serrure, le petit chat de
sa voisine. Prix : 0,50 centimes.

Lendemain de fête

Lettre d'un cocher à sa femme. Chansonnette-monologue Cette chansonnette-monologue anarchico-

révolutionno-comique. Dite sur l'air de : *A St-Lazare*, elle produit un effet torsif et désopilatoire. Recommandée aux bruyonnistes imitateurs du maître qui sut élever à la hauteur d'un acte de foi cette engueulade :

> Tous les clients sont des cochons
> La faridondaine, la faridondaine,
> Tous les clients sont des cochons,
> La faridondaine, la faridondon.

Prix o,50 centimes.

Les amours de la princesse

Chansonnette monologue, dans laquelle une personnalité de haute marque, après avoir passé en revue tous les ratés, tous les crevés, quoique haut huppés, de la décrépitude sociale, se laisse filer un son par un tzigane armé d'un archet puissant, vibrant et vainqueur. Prix : o fr.50.

Le billet de mille ou le bouton de la bonne

De ce monologue admirable et spirituel au possible, je tire ce conseil précieux :

Aux roues du char de fortune   De votre bonne ni d'aucune
Pour ne pas mettre de bâton   N'abusez pas trop du bouton.

Souvenir d'Avril

C'est une galante aventure   Ou pour rimer avec nombril
Et de la femme une peinture   Il est parlé d'amour, d'avril.

La dame de charité

Noble dame de charité   Par ce dégoûtant personnage
Combien fut mal interprété   Votre conseil prudent etsage.

Mais il faut connaitre le conseil, et surtout la merveilleuse interprétation que fit un mari naïf. C'est à vous faire tordre de rire.

La vie du bon côté

Voulez-vous être philosophe   Vous en serez réconforté,
Lisez ceci, strophe par strophe   Et prendrez tout, du bon côté.

Le dernier coup de Filet

C'est une anguille peu commune
Et sans discrétion aucune
Vous constaterez un forfait
Quand vous saurez ce qu'elle a fait.

Mais pour le savoir il faut lire le monologue car il nous est interdit de le dire ici.

Stances à ma non commode ou le bonheur du veuvage

Les tortures des belles-mères   A voir les transports de gaieté
Ne sont ici que des chimères   De cet époux en liberté.

Et certes, le portrait sans aucun doute, frappant de vérité qu'il fait de son épouse absente, est bien fait pour décider les célibataires à persister dans leur état social qui est celui de ne pas avoir de femme.

Il faut savoir se retirer

De la façon la plus gauloise   Aux embarras de chercher noise
On vous donne ici le moyen   Sans qu'il ne vous en coûte rien

Tant il est vrai que prudence est mère de sûreté, et que pour rester seul sur cette terre, il faut savoir se retirer.

Fille et garçon ou la moderne hermaphrodite

Cette moderne Hermaphrodite   D'une façon toute inédite
Nous donne (étrange faculté)   Le comble de la volupté.

A ce quatrain nous n'avons rien à ajouter, il appartient à nos lecteurs d'obtenir en le disant, tout le succès qu'il assure.

Visite de Médecin

Dans la position critique Le supplice aisément s'explique,
Où le docteur mit ce mari On en rit, mais lui n'a pas ri.

Et vous rirez, en effet, mais surtout vous ferez rire en le disant.

La Collection complète des vingt Monologues :
TROIS fr. 50.

Fascicule N° 1   1re Année.

Le Joyeux Bout' en Train

PUBLICATION PÉRIODIQUE

17, Rue Laferrière, PARIS

Organe des Pince-sans-Rire, rédigé avec le souci d'être spirituel, amusant et de bon goût.

HISTOIRES AFFRIOLANTES

BOUTADES ET BONS MOTS

CHANSONNETTES, MONOLOGUES
ET PIÈCES A DIRE OU L'ON SE TORD

16 pages de texte

Ce journal s'impose à la lecture de tous les esprits avisés, par ses fantaisies extraordinaires et déconcertantes.

ENVOI GRATUIT contre un timbre pour réponse

IMP. DES « GALERIES LAFERRIÈRE », PARIS.

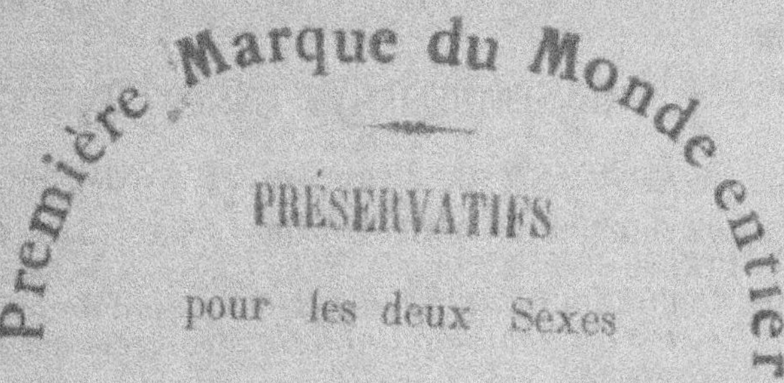

MAISON GUÉRIN

17, rue Laferrière, — PARIS

— Téléphone 125-26 —

Dans son ouvrage « *Amour et Sécurité* », qui a fait s'élever une si grande polémique et valut à son auteur des poursuites en Cour d'Assises, Doctor-Brennus démontre la nécessité, dans plusieurs cas, de l'emploi de préservatifs.

Les moyens d'éviter les grandes familles, ceux qui assurent une sécurité scientifiquement absolue tout en restant faciles, pratiques, inoffensifs, sont l'une des plus constantes préoccupations du public.

Comme toute chose qui répond à un besoin général, les préservatifs sont l'objet d'une exploitation peu consciencieuse de la part d'un grand nombre d'industriels qui fournissent à leur clientèle d'un jour, des articles de mauvaise qualité aussi nuisibles que dangereux.

C'est pour les écouter qu'un grand nombre de personnes font de décevantes constatations.

Nous rappelons à nos lecteurs que la qualité supérieure et la parfaite confection de nos Préservatifs ne sont plus à démontrer.

Le succès et la confiance que nous avons su mériter nous dispensent d'insister à ce sujet.

Les soins et la discrétion absolue, avec lesquels nos envois sont faits, peuvent enlever toute crainte.

Aucune marque extérieure n'indique la nature ni la provenance des paquets solidement emballés que nous expédions.

RENSEIGNEMENTS GÉNÉRAUX

Expéditions Province et Etranger

Les commandes sont expédiées *franco* dans toute la France et à l'Etranger, dans les pays faisant partie de l'union postale sans augmentation de prix.

Toutes les demandes doivent être accompagnées du montant.

Les catalogues sont joints à l'envoi contre 1 fr. 25 en sus.

Tous les envois sont solidement emballés, à l'abri de toute indiscrétion, sans aucune marque extérieure.

La poste ne répondant pas des paquets qui lui sont confiés, ces paquets voyagent aux risques et périls du destinataire.

Afin d'éviter les pertes et fausses directions, il faut ajouter 0 fr. 25 par paquet pour qu'ils soient recommandés.

Contre Remboursement

Les frais de contre-remboursement sont à la charge du destinataire.

La poste ne se charge pas des contre-remboursement pour l'étranger. Ce mode d'envoi par chemin de fer exige des frais très élevés, c'est pourquoi nous engageons, dans leur intérêt, nos clients étrangers à nous envoyer d'abord le montant de leurs commandes, certains que leurs ordres seront, comme toujours, scrupuleusement exécutés.

Modes de Paiement

Nous acceptons, en paiement, les bons, les mandats et les timbres-poste.

Les bons offrent le discret avantage de *dispenser* l'expéditeur de donner son nom, son adresse et le nom du destinataire.

Les timbres-poste français sont acceptés en ajoutant cinq pour cent en plus, pour le change.

Sécurité

Le Philutérus

Précieuse et Merveilleuse application

D'UN PROCÉDÉ NOUVEAU

de Préservation Certaine, Souveraine

INFAILLIBLE

Aux gens mariés

Toute théorie sur un meilleur avenir mise à part, le plus grand malheur pour les gens à petits revenus et à santé médiocre est d'avoir plus d'enfants qu'ils n'en peuvent convenablement nourrir et élever dans les conditions sociales actuelles.

Le plus grand soulagement que l'on puisse apporter aux inquiétudes d'une épouse est de lui enseigner des moyens efficaces, sans danger, peu coûteux et commodes, de n'être mère que quand elle l'aura résolu après mûres réflexions.

4

C'est là le premier pas, le point le plus essentiel de la
véritable émancipation de la femme, et par suite de toute
la race. C'est à court terme le remplacement de *l'humanité de hasard*, qui souffre partout aujourd'hui, par une
population voulue, née et élevée dans de bonnes conditions.

Les couples que l'amour a unis doivent savoir pour qui
leur association dure, qu'il faut se garder d'en augmenter par négligence les inévitables soucis.

Leur affaire la plus importante est la naissance et l'éducation de leurs enfants. Il faut qu'en celle-là comme en
tout autre, relativement moins grave, ils puissent agir
suivant leur volonté réfléchie et guidés par la science
seule.

Si vous jugez que votre santé, votre situation matérielle
et les autres circonstances ne vous permettent pas actuel-
ment ou ne vous permettent plus d'avoir un enfant dans
de bonnes conditions de naissance, de lui donner les soins
de toute nature et l'éducation attentive dont il aurait besoin, vous avez le *droit* et le *devoir* de vous abstenir d'ê-
tre mères.

Si vous avez déjà des enfants, vous pourrez les nourrir,
les élever beaucoup mieux qu'en ajoutant imprudemment
à leur nombre.

Si vous n'en avez pas encore, choisissez sagement, pour
en avoir, le temps où vous vous trouverez ainsi que votre
conjoint dans les bonnes conditions *probables* de *santé*,
de *bien-être* et de *sécurité*.

Cela dépend entièrement de vous, VOUS ÊTES ABSO-
LUMENT MAITRESSE DE VOTRE DESTINÉE. Il ne faut
pas que vous ignoriez, ni vous ni vos compagnes de souffrance, que la SCIENCE vous a ÉMANCIPÉES de *l'épou-
vantable fatalité d'être mères contre votre volonté.*

Précieuse Découverte

et *MERVEILLEUSE APPLICATION*

D'UN

Nouveau Moyen de PRÉSERVATION

infaillible

La morale et la religion sont actuellement unanimes à reconnaître que pour des raisons diverses énoncées et justifiées par Malthus la conception ne doit jamais être l'effet du hasard mais qu'elle doit au contraire être soumise au bon vouloir et aux désirs réciproques des conjoints.

Éviter la conception à son gré, à sa convenance selon son bon plaisir et cela sûrement, certainement, infailliblement, par un **Procédé commode, agréable, facile, pratique, rapide, inoffensif,** a été de tout temps la plus constante préoccupation des époux.

Qu'avait-on trouvé jusqu'alors ?

Les pessaires à fond, dits capuchons et marguerites, les éponges dites mignonnettes et parisiennes et les préservatifs en baudruche et en caoutchouc ont été les seuls moyens connus et employés pour éviter la conception. — Il fallait trouver mieux, il fallait trouver le procédé offrant une **garantie de sécurité certaine, complète, totale, absolue, infaillible,** en même temps que d'un **Usage commode, agréable, facile, pratique, rapide, inoffensif** et nous avons trouvé « **LE PHILUTERUS** ».

LE PHILUTERUS

Le PHILUTERUS se compose d'un réservoir à poudre, d'une boule à insufflation et d'une cannule longue percée à son extrémité de plusieurs petits trous protégés par une claire-voie destinée à empêcher l'humidité de nuire à l'insufflation de la poudre spermaticide, (voir figure).

Le Philutérus est en métal nickelé et de la grosseur d'une canule ordinaire, sa forme courbée en rend l'introduction rapide, facile et agréable.

MODE D'EMPLOI

Le mode d'emploi du PHILUTERUS est des plus simples et des plus discrets. La femme remplit la poire-réservoir aux deux tiers de poudre spermaticide, place la culasse de la canule dans le dit réservoir et prenant l'appareil ainsi chargé l'introduit jusqu'à la matrice. Il lui suffit ensuite d'appuyer sur les leviers restés à l'extérieur des tiges mobiles, de faire glisser la bague pour maintenir l'écartement des ailettes et d'exercer quelques pressions énergiques et rapides surla poire à insufflation pour que toute la poudre soit projetée à l'entrée de la matrice et tapisse les parois vaginales.

Le PHILUTERUS est discret, attendu que, par sa forme, il n'a rien de compromettant et que son usage peut être attribué à tout autre objet et pour des causes diverses. Son volume réduit le rend portatif et permet de le dissimuler aisément dans sa poche, dans une trousse, un réticule, etc. Le nettoyage en est si facile que son état de propreté est forcément toujours parfait.

D'autre part, et ce n'est pas là le moindre avantage, la précaution préventive certaine dont il est l'objet peut être prise rapidement et à l'insu de l'homme auquel la femme peut laisser ignorer la sécurité dont elle s'est assurée sans qu'il lui soit possible, quoiqu'il fasse de s'en apercevoir.

Il est bien évident qu'il n'en est pas ainsi avec les éponges, les pessaires, etc., dont la moindre exploration permet de découvrir la présence.

Avec le PHILUTERUS il n'est pas de découverte

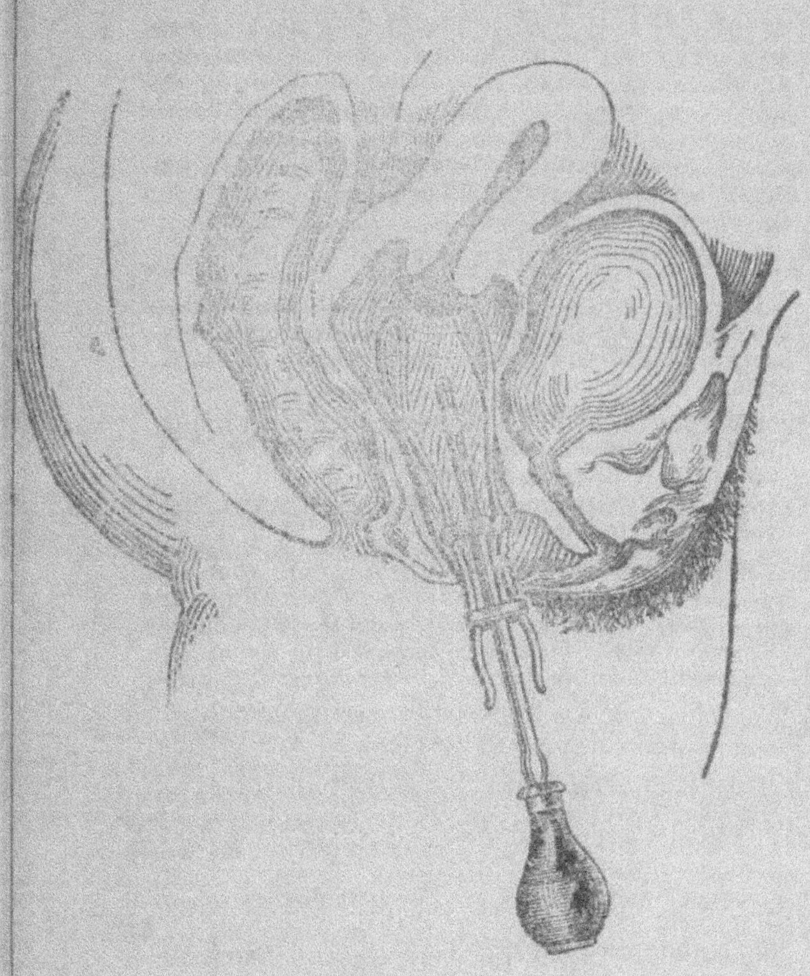

PHILUTÉRUS
prêt à fonctionner

Poire à insufflation

possible, et la supercherie reste forcément ignorée autant qu'il plaît à la femme d'en garder le secret — et cela lui est d'autant plus facile que l'insufflation préventive se fait en quelques secondes sans laisser aucune trace extérieure.

Il résulte de là qu'elle ne peut ni gêner, ni incommoder d'aucune façon et nous appelons sur ce point également votre attention.

INOCUITÉ

Le désir de s'entourer d'une sécurité totale, absolue et facile, est sans doute impérieux, mais il ne saurait heureusement détruire la crainte de porter atteinte à sa santé.

C'est pour cela qu'à cette question : Y a t-il quelque danger soit pour les muqueuses, soit pour la matrice, soit pour la santé des conjoints, à employer très fréquemment la poudre spermaticide ? Nous répondrons :

La poudre spermaticide, à quelque dose et si fréquemment qu'on l'emploie, ne peut qu'assainir les muqueuses, favoriser la santé sans jamais pouvoir nuire de quelque façon que ce soit. Elle est si peu un produit nuisible qu'on pourrait même l'absorber sans le moindre inconvénient.

SÉCURITÉ

Il est donc bien entendu que le PHILITRÉUS est un appareil pratique d'un usage agréable, rapide et discret; mais assure-t-il une garantie de sécurité absolue, indiscutable, infaillible ?

— Peut-on être sûr en l'employant d'éviter la conception ?

— Ne laisse-t-il aucun risque, aucun danger et peut-on avoir en lui la confiance la plus entière ?

— N'a t-on jamais eu d'exemple d'accidents malgré son emploi ?

— A tout cela et à toute autre question susceptible d'être posée; nous répondrons :

Le PHILITRÉAUS projète à l'entrée de la matri.

ce,c est-à-dire à l'endroit où les spermatozoaires doivent passer pour opérer leur œuvre de fécondation une poudre spermaticide qui a la propriété de détruire, d'anéantir, d'exterminer, au moindre contact, tous les germes fécondants.

Si l'on employait, avec le Philutérus, simplement de la farine ou de la fécule, en desséchant ainsi les parois vaginales postérieures et l'entrée de la matrice, on aurait déjà beaucoup de chances d'éviter la fécondation, parce que les germes arrêtés par la poudre seraient dans l'impossibilité d'opérer leur marche ascensionnelle vers les ovaires.

Toute la certitude, toutes les garanties d'une sécurité absolue et infaillible sont donc bien établies avec la poudre spermaticide, puisque non seulement elle arrête les germes fécondants dans leur marche mais encore parce qu'elle les détruit, parce qu'elle les tue, parce qu'elle les anéantit.

L'emploi du Philutérus détermine bien l'impossibilité de la fécondation en tout état de cause et cela sans aucune autre précaution.

LA POUDRE SPERMATICIDE

Il résulte de ce qui précède que le Philutérus est l'appareil facile, rapide, agréable, discret et que la poudre spermaticide est l'agent destructeur, c'est-à-dire l'élément essentiel de la sécurité. Il importe donc d'avoir toujours une poudre possédant toutes les qualités requises d'inocuité et de destruction des germes.

Le PHILUTERUS réalise au plus haut point l'idéal complet de la perfection absolue parce qu'il sert indifféremment comme insufflateur de poudre spermaticide et comme canule à injection, et son usage, dans ce double emploi est amélioré d'un perfectionnement admirable jusqu'alors inconnu puisqu'aucun autre appareil ne le possède.

Tous les médecins, les sages-femmes et les auteurs déclarent avec raison que sur dix injections que prend n'importe quelle femme, au moins neuf sont inefficaces parce qu'elles n'atteignent pas le but pour lequel elles sont prises.

En effet, pour qu'une injection ou une insufflation de poudre spermaticide — les conditions de bonne exécution étant les mêmes dans l'un et l'autre cas, — produisent le résultat qu'on en attend, il faut que la matrice soit directement et largement atteinte par l'eau de l'injection ou par la poudre de l'insufflation.

Or il arrive neuf fois sur dix que l'eau ou la poudre n'atteignent que le cul de-sac du vagin. Il suffit d'examiner l'anatomie de la femme pour se rendre compte que cet organe a la forme d'un boyau applati, sillonné de replis allant en s'élargissant du côté de la matrice.

L'ouverture de la matrice fait saillie entre les parois du vagin et flotte pour ainsi dire dans cette partie plus évasée de l'organe. Les parois vaginales se prolongent donc au-delà l'ouverture utérine (La matrice se nomme aussi utérus) formant une sorte de cul-de-sac au fond du vagin.

La matrice étant ainsi flottante dans l'évasement vaginal, subit l'influence des mouvements du corps, si bien que, selon la position de la femme, l'ouverture utérine reste ou ne reste pas dans l'axe vaginal mais se cache au contraire derrière quelques replis antérieurs ou postérieurs.

Par exemple, lorsque la femme est accroupie, le vagin se trouve plus fortement aplati et replié sous le poids des intestins de sorte qu'une injection ou une insufflation prise dans ces conditions se perd inévitablement dans un cul de sac.

Il faut donc, pour mettre la matrice dans l'axe du vagin, se tenir le corps droit et de préférence légèrement recourbé en arrière, assise ou debout.

Il était toutefois utile de pouvoir atteindre l'ouverture de la matrice en toutes circonstances, quelle que soit l'attitude du corps et cela de la façon la plus sûre, la plus inévitable, la plus certaine. C'est précisément en quoi consiste le perfectionnement très ingénieux du PHILUTERUS.

Après l'introduction de l'appareil et avant l'insufflation de la poudre spermaticide, il faut ouvrir les ailettes.

Ces ailettes en s'ouvrant, écartent les parois vagi-

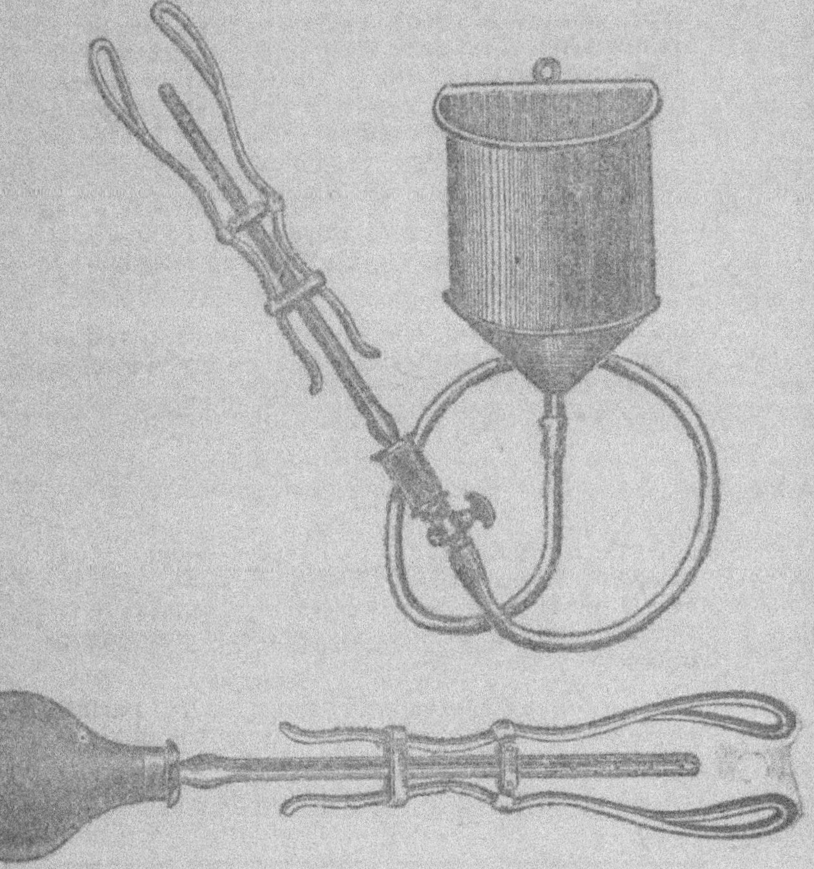

nales, dégagent l'ouverture utérine et enlèvent tout obstacle qui aurait pu empêcher d'atteindre directement le col de la matrice. On ferme les ailettes pour retirer la canule.

Ajoutons que la culasse de la canule s'adapte au reservoir de la poire à insufflation ou au raccord qui permet pour les injections l'emploi de la douche ou d'un injecteur quelconque. (1)

Dans un but de prévention, la femme emploie souvent l'injection immédiate à l'eau fraîche, mais l'injection immédiate nécessite un dérangement toujours désagréable dont le « PHILUTÉRUS » supprime la nécessité. Il est donc bien entendu qu'avec l'emploi du « PHILUTÉRUS » la quiétude et la sécurité sont assurées, mais l'injection n'en reste pas moins une mesure d'hygiène indispensable aux heures habituelles de la toilette.

C'est pour cela que le « PHILUTÉRUS » en dehors du perfectionnement résultant de ses ailettes mobiles, a encore cet avantage de remplacer la canule speculum.

Dans tous les cas, la manœuvre de l'appareil est d'une simplicité tout à fait élémentaire ; son efficacité est constante, certaine, infaillible.

Nous recommandons tout spécialement, pour adapter au « PHILUTERUS », notre « Injecteur à jet continu » qui évite les poussées d'air douloureuses et parfois dangereuses que font les injecteurs moins perfectionnés.

Cet injecteur, tout en caoutchouc, est très portatif parce que d'un tout petit volume il se dissimule aisément dans une poche ou un réticule.

Il en est de même du « PHILUTERUS ».

---

(1) *Voir Catalogue général de la Maison* **GUÉRIN**, *Paris.*

AVIS MÉDICAUX DU Dr HÜTER

« Aux explications ci-contre je joins avec plaisir mon avis bienveillant sur le « PHILUTÉRUS » adapté au tuyau du Bock. — Au commencement de cette année j'ai fait l'observation, qu'il serait très désirable de posséder un instrument permettant au médecin ainsi qu'à la femme l'introduction de médicaments dans le vagin, instrument qui, muni à son extrémité antérieure d'ailettes flexibles, dilaterait les parties molles du vagin et faciliterait ainsi le saupoudrage des parties malades.

« Les premières difficultés de la fabrication vaincues, le « PHILUTÉRUS » actuel répond à toutes les exigences du médecin et, combiné avec le bock, peut être considéré comme un appareil parfait.

« Je peux dire avec conviction, que le PHILUTÉRUS est un bienfait pour les femmes malades.

« Je déclare en outre, que s'il était nécessaire d'ordonner l'introduction de poudres stérilisantes pour éviter la conception en égard à la santé ou que ce serait un péril pour la vie de la femme, le « PHILUTÉRUS RICHARDSE » est le plus parfait, et je l'appellerai le ''Préservateur de la femme''.

Strasbourg en Alsace, le 25 Août 1907. »

Signé : Dr HUTER.

« Depuis un an j'emploie dans ma pratique, le « PHILUTÉRUS » et je suis très content des résultats obtenus.

« Aussi je l'ai recommandé avec les ''Poudres stérilisantes'' composées par Richardse, dans les cas où les femmes étaient obligées de se préserver d'une conception pour une certaine durée ou pour toujours, et mon avis du mois d'Août dernier, de posséder un ''Préservateur de femme'' parfait, s'est complétement confirmé.

« Dans tous les cas, le succés est sûr. La poudre composée par Richardse n'est nullement nuisible, mais ne peut avoir tous ses effets que lorsqu'elle est introduite par le *Philutérus*, car aucun des autres n'arrive à en faire une distribution parfaite. »

Strasbourg en Alsace, le 6 Avril 1907.

Signé : Dr Huter

ATTESTATIONS

« LE PHILUTERUS » combiné avec un Irrigateur a été employé par moi depuis Juillet 1907, et je le tiens pour l'Instrument le plus pratique pour la dilatation du Vagin, ou le dégagement du col de la matrice, auquel s'ajoute le saupudrage de poudres médicinales, ou le lavage par des liquides.

« Le maniement est aussi facile pour la femme que pour le médecin, malgré la complication apparente de l'instrument. »

10 Novembre 1907.

Signé : Dr BORKHARD.

« Il y a un an, mon attention fut appelée sur « LE PHILUTERUS ».

Les avantages de cet appareil furent tellement convaincants pour moi que je l'ai recommandé à mes clientes, chaque fois que le cas s'est présenté, et ceci avec le plus grand succès. »

« Je ne crois pas exagérer si j'affirme que l'appareil dans sa forme maniable peut être regardé comme l'idéal d'un « PHILUTÉRUS. »

18 Septembre 1907.

Signé : Dr SOBERSKY, médecin praticien.

Par ces présentes je vous confirme volontiers que j'ai employé votre « PHILUTERUS » depuis 2 ans, et pendant tout ce temps il a répondu entièrement à son but. »

18 Septembre 1907.   Signé : Dr F...

PRIX

Disons tout de suite que le PHILUTERUS étant inusable peut servir indéfiniment.

L'achat de l'appareil constitue donc une dépense unique que l'on n'a pas besoin de renouveler.

Il n'en est pas de même de la **POUDRE** qui, naturellement, doit être renouvelée, mais la Boîte qui contient plus de **20 doses** n'est vendue que **cinq francs**.

Les prix sont ainsi établis :

PHILUTERUS ailettes mobiles, avec une Boîte de Poudre, la pièce : **25 fr.**

L'injecteur à jet continu vaut **10 francs**.

Nota. — Il se trouve dans le commerce des appareils ayant la prétention de remplacer le Philuterus.

Nous prévenons nos lecteurs que ces appareils sont fragiles et par conséquent dangereux sans donner aucune certitude de sécurité.

Le Philuterus seul est inusable et préserve infailliblement.

Adresser lettres et commandes à la Maison **GUÉRIN**, 17, 17 bis, Rue Laferrière, PARIS.

Le **Philutérus** *sert aussi à la projection de la poudre* **Hematogène Herialena**, *qui agit directement sur la matrice dans le cas de retards et suppressions des menstrues.* (*Lire à ce sujet le chapitre page* 23).

SÉCURITÉ

DERNIERES DECOUVERTES

Fosset Utérophile

En matière de préservation conceptionnelle, rien ne saurait être comparé au « *Fosset utérophile* ». Autant que le « Philntèrus », le *Fosset utérophile* réalise l'idéal de la perfection.

L'un et l'autre assurant une sécurité absolue, il appartient à nos lectrices de choisir celui qui répond le mieux à leur préférence. Le fosset a sur le philntèrus l'avantage de **préserver un mois durant**, sans autre précaution immédiate. Une seule précaution prise aussitôt après les règles, préserve donc pendant toute la durée du mois sans avoir rien autre chose à faire.

ANATOMIE. — Pour bien faire comprendre le mode d'emploi du *Fosset utérophile* et comment il est le plus merveilleux appareil de préservation qui existe, il est utile de redonner quelques détails sur la conformation des organes de la femme et le mécanisme de la fécondation. Le système génital de la femme se compose de trois organes essentiels : le vagin, la matrice et les ovaires.

Le vagin est l'organe de la copulation ; il est fermé en haut par la matrice. La matrice est l'organe de la fécondation ; elle est placée au fond du vagin qu'elle termine. C'est un organe dur, consistant, ayant la forme d'une poire renversée. La partie de la matrice, qui débouche au fond du vagin et le termine, se nomme *museau de tanche*.

Le museau de tanche est une sorte de goulot à conduit étroit qui pénètre à l'intérieur de la matrice, et c'est sur ce conduit étroit que nous appelons toute votre attention.

Au sommet de la matrice, c'est-à-dire plus avant à l'intérieur du corps, se trouvent les ovaires.

MÉCANISME DE LA FÉCONDATION. — L'acte de la copulation dépose les germes fécondants de l'homme au fond du vagin sur le

...useau de tanche, c'est-à-dire à l'endroit où se trouve le petit conduit qui pénètre à l'intérieur de la matrice. Ces germes sont, pour ainsi dire, aspirés par la matrice et, pour pénétrer à l'intérieur, ils s'introduisent par le goulot à étroit conduit du museau de tanche, dont nous venons de parler.

Dans leur marche ascensionnelle, les germes vont à la rencontre de l'œuf à féconder. En effet, les ovaires placés au sommet de la matrice produisent l'œuf fécondable. Cet œuf descend des ovaires dans la matrice et c'est là que, l'œuf et les germes se rencontrant, s'opère la fécondation.

Empêcher cette rencontre de l'œuf et des germes dans la matrice, c'est donc empêcher aussi la fécondation.

Il est, en effet, bien entendu que, pour qu'il y ait fécondation, il faut que les germes pénètrent dans la matrice et que, là, ils rencontrent un œuf fécondable auquel ils s'attachent.

Il est bien entendu également que la fécondation n'a lieu et ne peut avoir lieu que dans la matrice. D'où il résulte purement et simplement que si un obstacle s'oppose à la pénétration des germes fécondants dans la matrice, cet obstacle rend toute fécondation impossible.

Boucher la matrice, c'est empêcher toute fécondation.

RÉCENTE ET MERVEILLEUSE DÉCOUVERTE. — Le *Fosset utérophile* réalise scientifiquement et pratiquement la perfection totale dans toute l'acceptation du mot.

Le *Fosset utérophile* bouche la matrice exactement comme le bouchon ferme la bouteille.]

Le *Fosset utérophile* est en réalité un bouchon qui remplit exactement le goulot ou étroit conduit du museau de tanche et intercepte ainsi toute communication de l'extérieur de la matrice avec l'intérieur.

Introduit dans l'étroit conduit du goulot de la matrice qu'il remplit exactement, l'utérophile ne peut plus se déplacer. Pressé de toutes parts par les parois utérines, il reste là fixé solidement, comme l'est le bouchon profondément introduit d'un flacon.

Dans ces conditions, la *sécurité* apparaît sans autre démonstration tout à fait *certaine, absolue, infaillible*.

Nous reviendrons sur les avantages exclusifs du *Fosset utérophile* après la description suivante :

DESCRIPTION ET MODE D'EMPLOI DU FOSSET UTÉROPHILE. — Le *Fosset utérophile* a la forme d'un champignon à surface concave, dont la tige conique est terminée par une olive.

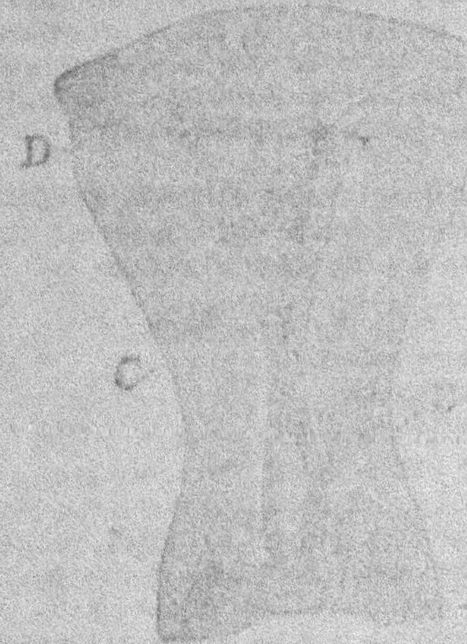

Immédiatement avant de placer le *Fosset utérophile*, il faut avoir soin de le passer dans de l'eau pure bouillante contenant une tablette d'*antiseptal* en dissolution.

Le *Fosset utérophile* est ainsi libre de tout microbe et incapable de causer une infection quelconque.

A peine refroidi, on enduit l'olive de vaseline chimiquement pure, pour faciliter l'introduction.

Le *Fosset utérophile* est ensuite placé sur la tige conductrice et introduit crouché avec la main gauche en écartant bien les genoux.

La figure représente une coupe de la matrice dans laquelle est introduit un fosset utérophile.

La partie concave A recouvre et emboîte, pour ainsi dire, le museau de tanche tout entier. La base du *Fosset utérophile* suffirait à elle seule à intercepter toute communication, étant donné qu'elle recouvre le goulot du museau de tanche de la matrice beaucoup mieux que ne le font les pessaires occlus dits capuchons.

La tige conique B du *Fosset utérophile* s'adapte exactement à la conformation de l'étroit conduit de la matrice si bien que, pressé de toutes parts par les parois utérines, il ferme hermétiquement l'ouverture du museau de tanche.

La tige est terminée par une olive D, dont l'élargissement commence en C.

Les parois utérines, en exerçant sur cet élargissement, qui correspond exactement à l'évasement de la matrice, une pression naturelle continue, tendent sans cesse à enfoncer davantage le fosset et, par conséquent, à maintenir la surface concave en contact avec le museau de tanche et le fosset tout entier en introduction constante. Le fosset ne saurait, en effet, se déplacer, puisqu'il est maintenu en haut par l'élargissement de l'olive et, en bas, par la surface concave.

Cette incessante position du fosset le rend merveilleusement propice à garantir la sécurité absolue pour laquelle il a été créé.

Le fosset est toujours là à tout moment et en toutes circonstances, prêt à garantir la plus absolue, la plus infaillible sécurité.

Il est important de remarquer que la matrice étant totalement insensible, la présence et l'introduction du Fosset à l'entrée de la matrice ne causent aucune sensation désagréable. L'introduction se fait sans que la femme ressente quoi que ce soit.

DÉTERMINATION DE LA GROSSEUR DU FOSSET UTÉROPHILE. — L'ouverture du museau de tanche est de grandeur variable, selon que la femme a eu des enfants ou n'en a pas eu.

Le n° 0 convient aux femmes n'ayant pas eu d'enfant.
Le n° 1 à la femme ayant eu un enfant.
Le n° 2 à celle ayant eu deux enfants.
Le n° 3 à celles ayant eu 3 enfants et plus.

FABRICATION. — Le *Fosset utérophile* est fabriqué avec un métal nouveau, le météorite, ayant des propriétés tout à fait particulières, qui le rendent exclusivement propre à l'usage intimeauquel il est destiné. Aucun autre métal ne saurait le remplacer. Le *météorite* est léger comme l'*aluminium*, il ne s'oxyde jamais, il est d'une très grande dureté, résiste à tous les agents chimiques et ne saurait être influencé par les acides organiques, quelle que soit leur concentration.

AVANTAGES ET GARANTIES DE SÉCURITÉ. — Le *Fosset utérophile*, avec son polissage très fin et sa couleur argentée, n'est donc jamais atteint par les secrétions utérines.

Il est important d'affirmer de la façon la plus absolue qu'il ne peut jamais nuire à la femme ni dans aucun cas, ni dans aucune circonstance.

Le *Fosset utérophile* est donc absolument indemne de tout danger.

Les nombreuses attestations des docteurs les plus réputés en sont une démonstration concluante, une preuve indiscutable. La femme porte le fosset utérophile sans s'en apercevoir ; elle n'éprouve aucune sensation, le fosset reste complètement inaperçu de l'homme et de la femme. Il ne gêne d'aucune manière ni l'un ni l'autre.

Le fosset supprime toute précaution préalable, toute manipulation et toute mise en scène préjudiciable à la poésie et au plaisir de l'amour conjugal.

LA DURÉE DES INTRODUCTIONS. — Il est loisible à la femme de retirer et de réintroduire le fosset utérophile aussi souvent qu'elle le désire. Son habileté, du reste, à pratiquer cette petite opération, dépendra de sa plus grande expérience.

Mais l'un des avantages et non des moindres du *Fosset utéro-*

phile consiste dans la possibilité de le conserver d'une époque menstruelle à l'autre époque menstruelle.

Pendant les vingt à vingt-cinq jours qui séparent chaque menstruation, la femme garde donc le *Fosset utérophile* et se trouve, par conséquent, toujours et en toutes circonstances, infailliblement préservée sans avoir aucune autre précaution à prendre ni à se préoccuper de quoi que ce soit.

Ajoutons qu'il n'y a aucun inconvénient à conserver le *Fosset utérophile*, même pendant les menstrues. Toutefois, si la femme éprouvait pendant cette époque un sentiment de pesanteur ou de gêne quelconque, il y aurait lieu de retirer aussitôt le *fosset* pour le replacer ensuite après la cessation des règles ; *mais il est indispensable de le faire bouillir chaque fois avant de l'introduire*, ainsi que nous l'avons précédemment expliqué.

La femme, pour retirer le *fosset*, peut le saisir entre les doigts, mais nous conseillons de préférence l'emploi d'un fil de soie que l'on passe préalablement dans les deux petits trous percés sur les bords de la base concave.

Ce fil de soie est libre dans le vagin et, s'il n'est pas trop long, il reste absolument inapercevable.

Le fosset est inusable. C'est donc une dépense unique, puisque l'emploi du fosset ne nécessite aucun autre accessoire ni aucun autre frais.

Mode d'Emploi

Ainsi que nous l'avons expliqué plus haut, la femme peut placer facilement seule le fosset utérophile si elle en prend quelque

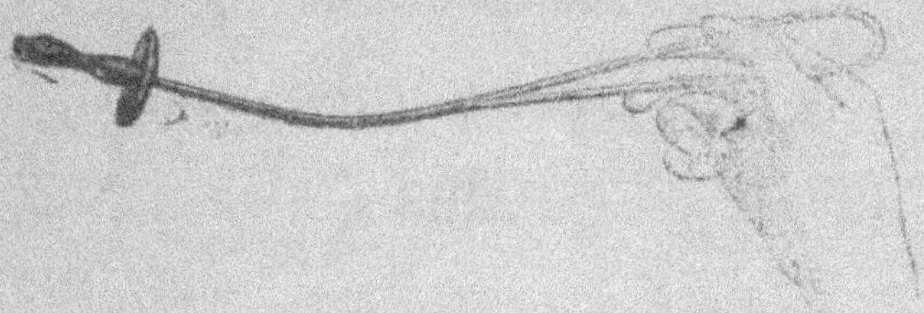

peu l'habitude. La tige ci-dessus spécialement appropriée et jointe à l'appareil, sert à porter le fosset jusqu'à la matrice et à s'y introduire. La femme couchée sur le côté trouvera aisément l'étroit conduit et en poussant lentement y fera pénétrer le fosset préalablement enduit de vaseline chimiquement pure, destinée à faciliter l'introduction.

Le moyen le plus pratique consiste à aller trouver sa sage-femme ou son médecin qui placeront le fosset dans la perfection sans que la femme ressente la plus petite sensation désagréable. Chaque visite ne coûte que quelques francs seulement et donne la certitude d'une mise en place irréprochable et par conséquent d'une sécurité absolument infaillible.

A défaut de sage-femme ou de médecin, le mari, à l'aide du spéculum, introduit le fosset avec la plus grande facilité.

C'est donc la quiétude, le bonheur sans mélange, l'harmonie conjugale et le bien-être plus grand qu'assure à tous le merveilleux fosset utérophile.

Prix : **25 fr.**

MAISON GUÉRIN

17, Rue Laferrière, *(Téleph. 125-26)*

PARIS

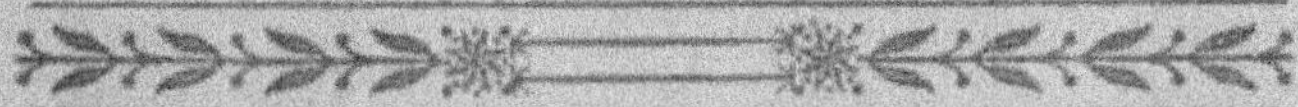

Méthode Infaillible
contre l'Amenorrhée
ou
Retard des Menstrues

Depuis longtemps nous remarquons, avec tristesse, que les lanceurs de préparations réputées capables d'agir sur les « retards des Menstrues », vont se multipliant.

C'est qu'en effet ramener le bon fonctionnement des organes génitaux est un bienfait sans égal. Toutes les femmes éprouvent le désir impérieux de voir réapparaître leurs Menstrues, lorsque celles-ci tardent à se montrer, et tout ce qui leur paraît devoir donner ce résultat est accueilli par elles avec empressement.

Mais nous sommes désolés de constater que les annonciers n'ont d'autre but que de spéculer sur la crédulité de leurs lectrices et nous recevons, chaque jour, les doléances de malheureuses qui, pour ne pas oser, dès le début, nous confier leurs petites misères, se repentaient ensuite d'avoir écouté trop bénévolement des affirmations mensongères.

Il suffira, du reste, que vous lisiez les quelques explications suivantes pour vous rendre compte vous-même qu'une méthode qui agit directement sur la matrice est seule capable de donner un bon résultat. Quand vous avez mal au bras, le médecin ne vous traite pas à la jambe et pareillement quand la matrice est malade, ce n'est pas sur l'estomac qu'il faut agir, mais bien sur la matrice elle-même.

Vous nous objecterez qu'un remède absorbé par l'estomac peut agir sur tous les organes, mais à cela nous vous répondrons que le remède capable d'agir utilement sur la matrice et les ovaires pour déterminer la venue des règles est souvent incertain et parfois dangereux.

Or, il importe que le remède ne soit pas pire que le mal et il vaut mieux, plutôt que de s'exposer inutilement à un insuccès, employer toujours, avec succès, une méthode d'une efficacité constante, régulière, infaillible en même temps que dépourvue de toute espèce de danger.

Certainement, nous direz-vous encore, mais les drogues recommandées dans les journaux ne coûtent que cinq ou dix francs, alors que votre méthode m'entraîne à une dépense de trente francs.

Evidemment, quand vous achetez une boîte ou un flacon, vous ne dépensez que 5 ou 10 fr. à la fois, mais comme ce premier achat ne vous donne pas toujours de résultat, vous en faites un autre, puis un troisième et vous vous trouvez, à la fin du compte, avoir dépensé 40 ou 50 francs.

Par contre, en achetant notre méthode, vous déboursez, il est vrai, trente francs, mais cette dépense étant unique, puisque ce seul achat vous suffit pour obtenir le résultat que vous désirez, il s'ensuit que vous obtenez satisfaction et qu'en même temps vous faites des économies.

Et ce n'est pas tout : Quand vous avez absorbé drogues et mixtures, il ne vous reste rien, tandis qu'après vous être servi du *Philutérus* pour la projection des poudres Hémophiles, l'appareil vous reste encore pour vous servir d'instrument de préservation conceptionnelle au cas où vous désireriez l'utiliser pour cet objet avec la « poudre spermaticide ». Consultez au sujet de la préservation conceptionnelle *Amour et Sécurité* qui est en cette matière, le plus célèbre ouvrage et le plus grand succès du siècle.

DESCRIPTION

On désigne sous le nom de *matrice* ou d'*utérus* l'organe de la femme où s'opère la fécondation et dans lequel l'enfant se développe jusqu'à l'accouchement.

La matrice est un corps consistant, ayant la forme d'une poire renversée, située au fond du vagin qu'il ferme. On appelle vagin l'organe de la copulation chez la femme. La partie inférieure de la matrice, que l'on aperçoit avec un spéculum et que la femme accroupie peut facilement explorer avec le doigt se nomme *museau de tanche, col de la matrice.*

Le museau de tanche, qui fait légèrement saillie entre les parois du vagin, est percé en son milieu d'un conduit capillaire, c'est-à-dire étroit dans lequel s'engagent les germes fécondants qui, s'il rencontrent dans la cavité de la matrice un ovule s'y attachent et le fécondent. Cet étroit conduit se dilate et s'élargit aux approches de l'accouchement, pour livrer passage à l'enfant et au sang des règles pendant chaque époque menstruelle que sépare un intervalle de 28 ou 30 jours.

L'évacuation sanguine provient d'une excitation de la matrice qui se transmet aux ovaires et détermine une ovulation.

La matrice est un organe d'une extrême impressionnabilité qui subit le contre-coup de toutes les secousses morales ou physiques de l'organisme.

Les causes qui peuvent déterminer l'ovulation sont par conséquent illimitées et il serait trop long de les étudier ici. — Ce qu'il importe de savoir, c'est que pour obtenir sûrement, rationnellement l'apparition des règles lorsque celles-ci sont supprimées, il faut agir sur la matrice et les ovaires. Or, l'action directe est la meilleure. Rien ne peut lui être comparé.

Il s'agissait de trouver une préparation qui, placée sur la matrice, exerçât une influence à la fois bienfaisante et énergique. La *Poudre Hématogène Erialcua* remplit ces conditions et il n'est pas d'exemple de son insuccès. La matrice impressionnée par le contact direct de la poudre subit son excitation normale et le flux sanguin apparaît naturellement, sans effort, sans douleur, sans le moindre danger.

Mais pour agir utilement, il faut que la *Poudre Hématogène Erialcua* soit exactement projetée sur l'ouverture de la matrice de manière que la totalité du museau de tanche en soit recouverte.

Pour obtenir ce résultat il fallait autrefois l'intervention soit d'une sage-femme, soit d'un docteur qui, après avoir découvert la matrice à l'aide du spéculum saupoudrait le museau de tanche avec un vaporisateur ou tout autre appareil approprié.

Depuis la découverte du *Philuterus*, la femme peut facilement, sans le secours de personne, projeter elle-même la *Poudre Hématogène Erialcua* à l'ouverture de la matrice.

Cette projection de poudre se fait de la façon la plus pratique, la plus facile, sans qu'il soit possible de se tromper.

MODE D'EMPLOI. — Le mode d'emploi du *Philuterus* est des plus simples et des plus discrets. La femme remplit avec l'entonnoir la poire-réservoir de *Poudre Hématogène Erialcua*, place la culasse de la canule dans le dit réservoir et prenant l'appareil ainsi chargé l'introduit jusqu'à la matrice. Il lui suffit ensuite d'appuyer sur les leviers restés à l'extérieur des tiges mobiles, de faire glisser la bague pour maintenir l'écartement des ailettes et d'exercer quelques pressions énergiques et rapides sur la poire à insuflation pour que toute la poudre soit projetée à l'entrée de la matrice et tapisse les parois vaginales.

Dans tous les cas, la manœuvre de l'appareil est d'une simplicité tout à fait élémentaire ; son efficacité est constante, certaine, infaillible.

INOCUITÉ. — (Nous reproduisons ici ce que nous avons dit au chapitre « *Sécurité* ») :

Le désir de s'entourer d'une garantie totale, absolue, est sans doute impérieux, mais il ne saurait heureusement détruire la crainte de porter atteinte à sa santé.

C'est pour cela qu'à cette question : Y a-t-il quelque danger soit pour les muqueuses, soit pour la matrice, soit pour la santé des conjoints, à employer la *Poudre Hématogène Erialcua* ? Nous répondrons : La *Poudre Hématogène Erialcua* ne peut qu'assainir les muqueuses, favoriser la santé sans jamais pouvoir nuire de quelque façon que ce soit. Elle fait venir les règles sûrement et sans danger. Voilà la vérité.

————————

PRIX : Le PHILUTÉRUS complet avec sa **Poudre Hématogène Erialcua** est vendu : **30** francs. La **Poudre seule**: 15 fr. la boîte.

Les timbres, mandats ou bons de poste sont reçus en paiement. — Les contre-remboursements sont expédiés sans majoration.

MODE D'ENVOI — Les envois sont faits soit en colis-postaux, soit par la poste, au gré des clients. Dans tous les cas, les paquets sont soigneusement fermés et à l'abri de toute indiscrétion.

Aucun signe, ni aucune marque extérieure ne laissent soupçonner ni la provenance ni la nature du contenu. La boîte de poudre ne porte ni marque ni étiquette extérieures.

————————

Adresser lettres et commandes à M le Dr

de l'Institut Biologique

36, RUE NOTRE-DAME-DE-LORETTE,

PARIS.

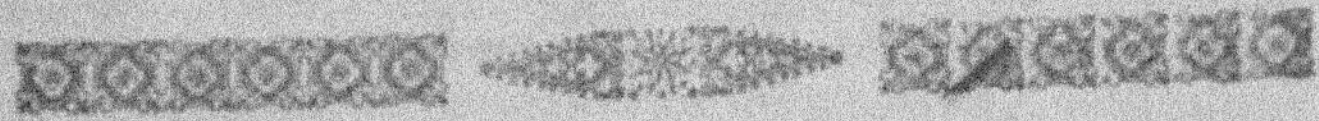

Éponges de Sûreté en Soie

Nouveauté : LA REINE MARGUERITE

L'Éponge « La Reine Marguerite » d'une invention nouvelle est faite entièrement de soie écrue.

Elle est beaucoup plus souple et naturellement de par sa composition plus douce, elle est très absorbante et remplacera avantageusement les autres éponges pour les règles.

Au point de vue préservatif « La Reine Marguerite » sera employée avec succès. De par ses qualités énumérées plus haut elle prend toutes les formes voulues et par conséquent obstruera d'une façon complète l'entrée de la matrice.

L'emploi de l'ovale préservative restera néanmoins utile pour obtenir une sécurité parfaite et absolue.

La « Reine Marguerite » se nettoie parfaitement à l'eau de savon, elle se fait en 3 tailles.

Taille petite . . 1,25 | Taille moyenne . 1.50

Grosse taille. . . . . . 2 fr.

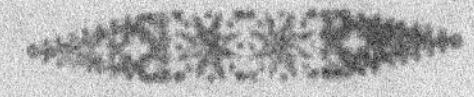

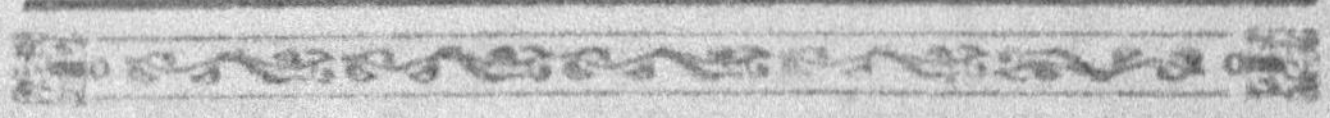

Préservatif Ovule

Le **PRÉSERVATIF OVULE** est un petit appareil en caoutchouc souple dans lequel on introduit un ovule antiseptique que la chaleur du corps fait fondre lentement.

Non-seulement le **PRÉSERVATIF OVULE**, s'il est bien placé, arrête les spermatozoaires et les empê-

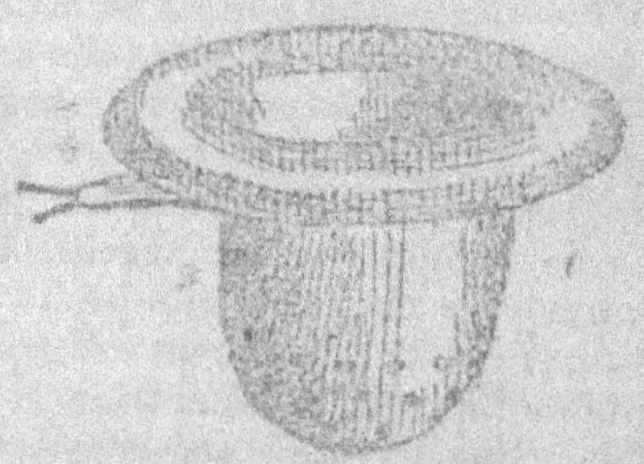

che de pénétrer dans la matrice, mais encore le liquide provenant de l'ovule et qui s'échappe par de petits trous les anéantit complètement. Il assure, s'il recouvre exactement le museau de tanche, une garantie de sécurité absolue et ne peut en aucune façon et dans aucun cas, ni *nuire à la santé*, ni incommoder l'homme et la femme, ni atténuer en quoi que ce soit la sensibilité.

Le même Préservatif peut servir pendant plusieurs années s'il est bien soigné et tenu dans un état parfait de propreté.

Envoi franco du préservatif accompagné de 12 ovules contre 8 fr. — Le Préservatif seul : 5 fr. — Les ovules, 3 fr. la douzaine 20 francs le cent. — Les ovules ne sont autre chose que les olives fondantes dont il est parlé plus loin.

Le Capuchon

Le capuchon en caoutchouc souple couleur chair se place au fond du *visité*, la face concave en avant du côté de la matrice. Il intercepte ainsi toute communication avec l'extérieur et empêche les spermatozoaires de pénétrer dans l'utérus. *Il ne gêne en aucune façon ni le visiteur ni le visité* et ne peut occasionner ni inflammation ni malaise quelconque. Au contraire, à l'effet des pessaires, il soutient l'utérus et l'empêche de descendre. Il existe

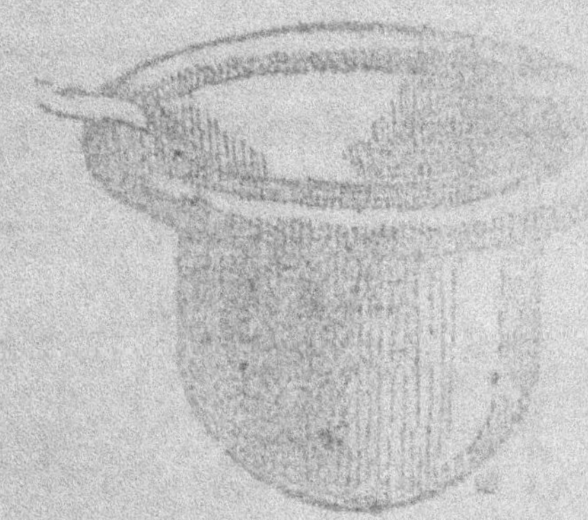

des *capuchons* de quatre grandeurs différentes qui sont vendus :

CAPUCHON ordinaire . . . . 2,50 et 3 fr.

Qualité extra, couleur chair, tirette de soie. . . . . 5 fr.

Olives Fondantes

Les Olives fondantes employées avec l'éponge sont après

le Philutérus, le moyen de préservation le plus pratique e
le plus sûr si l'on a le soin d'observer les précautions indiquées par Doctor Brennus, dans son célèbre ouvrage :
« *Amour et Sécurité* ».

L'Olive préservatice fondante de la grosseur d'une olive
contient à son intérieur des produits anti-septiques et
anti-conceptionnels capables de stériliser tous les germes
fécondants.

Introduite au fond du *visité* quelques minutes avant
l'acte sexuel, elle fond et détruit les zoospermes à leur
arrivée au col de la matrice. *L'Olive* remplace le préservatif ovule dans le cas où celui-ci ne peut-être employé.

Les olives préservatices sont vendues : une *olive* 0 fr. 60
la boîte de 12, 3 fr. ; le cent 20 fr.

L'olive s'emploie avec l'éponge. La femme introduit d'a
bord l'olive puis aussitôt après l'éponge. Elle pousse le
tout avec le doigt aussi loin que possible. L'emploi de l'o-
live et de l'éponge réunit la double sécurité de destruction
des germes et d'interception de toute communication avec
la matrice.

Éponges Parisiennes.
Securitas dites Mignonnettes

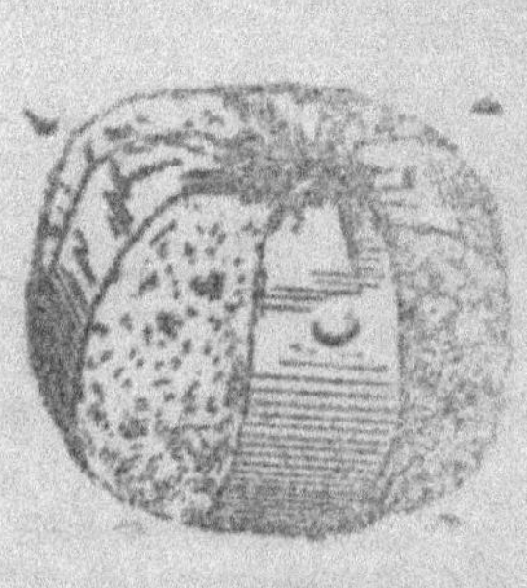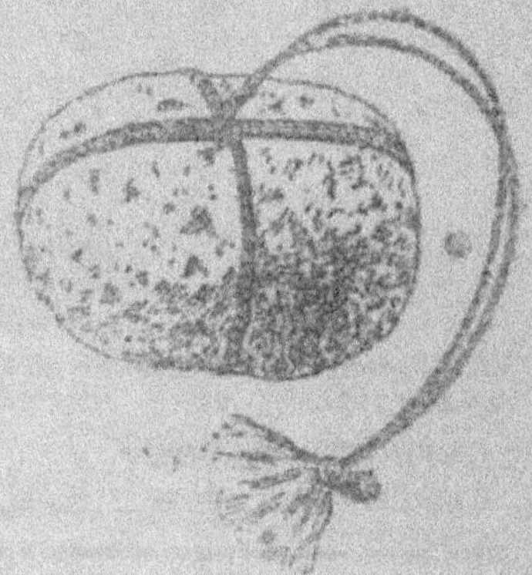

avec ruban ou faveur soie, la pièce.   0,50
avec cordonnet soie, la pièce   0,75

avec filet soie, la pièce ... . 4 fr.

Pour qu'une éponge assure une garantie de sécurité parfaite, il faut employer en même temps une olive fondante, et placer d'abord l'olive et aussitôt après l'éponge qui retient l'olive.

L'éponge dans ce cas joue le rôle de préservatif — ovule par le fait que l'olive fond lentement au fond du visité, imprègne l'éponge et le col de la matrice de son liquide destructeur.

Il y a donc là encore la double sécurité qui consiste à intercepter toute communication avec la matrice et à détruire les germes. Il est indispensable que l'éponge soit avant chaque usage anti-septisée dans la liqueur de Van-Swieten.

On plonge l'éponge dans la liqueur étendue de moitié d'eau, on exprime le liquide et on introduit.

Eponges en Caoutchouc

La supériorité des Éponges en caoutchouc sur les éponges ordinaires, tant au point de vue de la qualité, de la durée que de l'hygiene, est depuis longtemps démontrée.

Les Éponges en caoutchouc sont *inusables* et leur contact est d'une *finesse* et d'une *douceur* égales à celle des meilleures éponges.

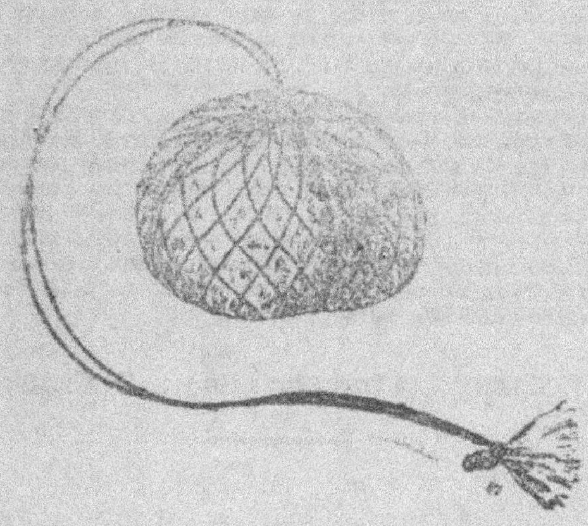

Les Eponges en caoutchouc ne s'imprègnent pas des microbes de toutes sortes comme le font les éponges ordinaires et, pour les maintenir dans un état parfait de propreté, il suffit de les laver simplement à l'eau de savon. Ce lavage les laisse intactes et ne les use jamais. Les éponges ordinaires, au contraire, se déchiquetent après plusieurs lavages. Les éponges en caoutchouc servant aux ablutions sont utilisées dans tous les cabinets de toilette, mais l'emploi de l'éponge en caoutchouc, soit comme tampon pendant les périodes mensuelles, soit comme préservatrice de la conception, était jusqu'alors inconnu.

Nous avons pensé, avec raison, l'expérience et les préférences de nos clientes nous le démontrent, que l'éponge en caoutchouc affirmait sa supériorité, surtout pour l'usage intime de la femme.

Nous avons donc fait préparer des Éponges en caoutchouc de grosseur et de formes égales à celles des Mignonnettes en usage et ces éponges, entourées d'un filet soie, réalisent totalement la perfection. Elles ont une force d'expansion supérieure à celle des éponges ordinaires et, par cela même, offrent une garantie de sécurité d'autant plus grande. La sécurité absolue étant surtout la préoccupation de nos lectrices, cette garantie mérite naturellement leur préférence.

L'Eponge caoutchouc n'exclut pas l'usage de l'Olive anti-conceptionnelle, elle réalise, au contraire, avec elle l'idéal de la préservation et nous pouvons affirmer qu'il n'existe rien de plus pratique, rien de plus sûr, rien de mieux, si ce n'est le *Philutérus* dont il est donné plus haut la description.

Toutefois il est des cas où il est impossible de se servir du *Philutérus*. Nous n'entrerons pas dans les détails, mais chacun sait que parfois des situations pressantes rendent impossible l'usage d'une précaution préventive. C'est alors que l'éponge et l'olive deviennent indispensables, par ce fait qu'en prévision des difficultés possibles, elle peut placer l'éponge et l'olive le matin et les conserver toute la journée. Il serait imprudent de la laisser séjourner plusieurs jours.

L'Eponge (avec son filet) : 3 Francs.

L'Infaillible

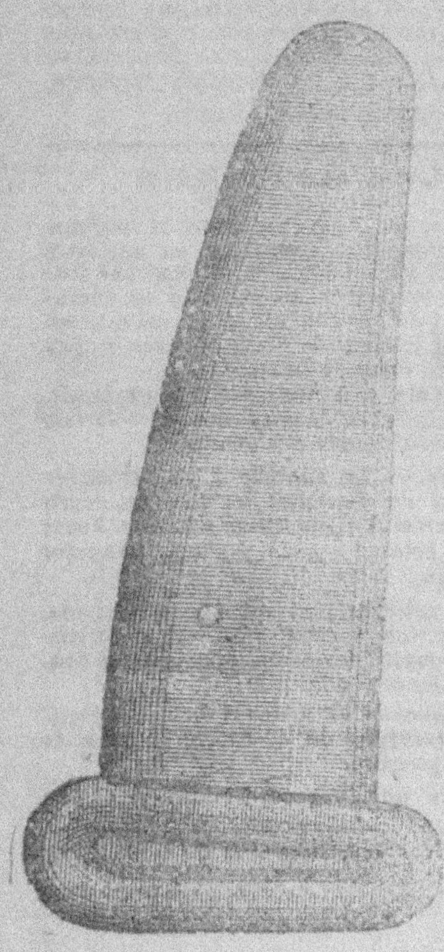

Cet appareil, tout récemment inventé, est l'un de ceux qui assurent la sécurité la plus complète et la plus absolue sans rien enlever à l'illusion ni aux sensations.

Ainsi que le représente la figure ci-jointe, il se compose d'un bourrelet pneumatique, prolongé d'un tube en caoutchouc très souple et fermé.

Placé à l'entrée mais de préférence à l'intérieur du visite dont il possède exactement la forme et les dimensions, il reste invisible et reçoit l'extrémité du visiteur entre ses parois, préalablement enduits de pommade virginale ou de cold créam.

Dans ces conditions tous les germes fécondants restent emprisonnés dans le cul de sac de l'appareil, qui exerce sur le visiteur une augmentation de pression des plus agréables

L'*Infaillible* est donc comme un second vagin protecteur qui garantit la sécurité complète, laisse l'illusion du naturel et ajoute à l'intensité des sensations.

MODE D'EMPLOI. — Pour placer l'*Infaillible* on ramène soigneusement, en le repliant concentriquement, le tube formant sac entre les parois du bourrelet ; celui-ci est placé à l'entrée du visité et poussé avec le doigt, pour qu'il prenne la position convenable à l'intérieur du visité. — L'oindre préalablement de Pommade Virginale.

Prix de l'appareil : CINQ francs,

CONSEILS PRATIQUES

—

1. *Placement de la capote.* — La rouler en la retroussant en anneau sur un mandrin cylindrique ou sur deux doigts, puis la dérouler sur la verge, en laissant une longueur suffisante pour permettre au gland de se découvrir, pendant le coït, et de loger le sperme. Il est souvent avantageux d'humecter le fond de la capote avec un peu d'eau de savon et simplement de salive.

Après usage, une capote doit être lavée à l'eau froide, essuyée des deux côtés, séchée dans de la poudre de talc et peut servir de nouveau comme une neuve.

2. *Usage de l'éponge.* — Le procédé à recommander aux femmes est celui de l'éponge, tel qu'il est décrit dans « *Amour et Sécurité* » (1) de Doctor-Brennus. Faute de permaganate de potasse ou de sublimé, humecter l'éponge d'eau de savon.

D'ailleurs, suivre minutieusement toutes les indications, relatives à la propreté. Une éponge négligeamment laissée en place quelques jours deviendrait vite un très dangereux foyer de purulence et d'infection.

3. *Placement du capuchon.* — A défaut de leçons pratiques possibles, nous essayons de décrire la manière de choisir et de placer le pessaire.

Il importe avant tout que l'organe féminin soit d'une

---

(1) Demander explications supplémentaires sur le célèbre ouvrage du Doctor Brennus : **Amour et Sécurité.**

propreté absolue, ne contienne aucune impureté, aucun ferment, aucun microbe. Pour cela, donner une injection avec un injecteur à jet continu tel qu'il est décrit dans le Catalogue spécial d'Orthopédie.

L'opération doit se faire au-dessus d'un vase de nuit ordinaire, mieux d'un vase de malade ou de tout autre vase approprié. La femme doit être couchée sur le dos, les jambes relevées et écartées. Cela fait, oindra les bords du pessaire, *présumé* bon, de savon mou, solution épaisse de savon blanc, ou préparation faite en écrasant 1 de savon dans 4 de glycerine et 2 d'eau pure, (distillée ou de pluie filtrée) jamais d'huile ou de corps gras qui poisse le caoutchouc. Le prendre en serrant son anneau, l'introduire dans le vagin presque verticalement un peu incliné d'un côté, pour éviter de frotter le clitoris et le méat urinaire, puis le relever en avant de manière qu'il vienne butter sur les parties rendues plus dures par le voisinage de l'os du pubis. Si le pessaire entre bien, il est bon ou trop petit. Alors, soit qu'il a été placé par la femme elle-même ou par la personne qui la guide, *celle-ci* doit introduire le doigt, index ou médius, lubréfié de savon mou, jamais d'huile, s'assurer que la matrice (le museau de tanche) peut-être sentie à travers la membrane de caoutchouc, puis essayer de glisser le doigt entre le bord antérieur du pessaire et la paroi du vagin. Si elle réussit, le pessaire est trop petit et l'on doit essayer un numéro supérieur, jusqu'à ce que le doigt ne puisse passer.

Pour enlever le pessaire on l'accroche par l'avant avec le doigt. Le pessaire retiré doit être lavé, laissé quelques minutes dans la solution de sublimé, secoué, séché et mis à l'abri de la poussière. Le pessaire convenablemen choisi, la femme doit devenir habile à le mettre et à l'enlever sans effort. Si elle ne réussit pas de suite, il faut recommencer dans la séance ou dans des suivantes jusqu'à ce qu'elle soit tout à fait maîtresse de l'opération. Quand un pessaire est *bien choisi* et bien placé, la préservation est bien assurée. Un lavage presque immédiat après le coït n'est pas nécessaire comme il a été dit, c'est un supplément de sécurité. Il doit s'effectuer comme il a été dit ci-dessus avec de la solution de sublimé ou simplement du vinaigre étendu de son volume d'eau. En si petite quantité, le liquide peut-être employé froid. Si l'on se servait de l'irrigateur qui en contient un litre au moins, il faudrait la tièdir ; ce serait une grande dépense et une opération pénible, même avec la meilleure installation. L'irrigation doit être réservée pour la toilette matinale, à faire très régulièrement.

Voir à ce sujet les explications complémentaires et détaillées contenues dans le célèbre ouvrage du Docteur Brennus. *Amour et Sécurité*.

4. *Olives fondantes*. — Des médecins Anglais recommandent beaucoup un *pessaire soluble* à base de beurre de cacao et contenant des toniflants. Cet objet perfectionné dans sa forme par un pharmacien français, se place le plus possible au fond du vagin dix minutes avant le coït présumé.

Là il fond et obture le col de la matrice d'une matière grasse et alcaloïdique qui forme émulsion avec le sperme et détruit sa vitalité. Ce préservatif bien placé conserve son efficacité plusieurs heures. Il a l'avantage de ne nécessiter aucun soin avant ou après.

Il est le seul qui convienne aux vierges et aux nouvelles mariées. (1)

*
* *

NOTA. — Avec ce qui précède, nos lectrices et lecteurs auront appris à connaître tout ce qui existe **pour éviter la conception**. Il leur appartient de choisir le moyen qui leur paraîtra le meilleur. Quant à nous, nos préférences vont au « **PHILUTERUS** » et au « **FOSSET UTEROPHILE** » que nous considérons comme le summum de la perfection ou, à leur défaut, à l'**Éponge**, accompagnée de l'**Olive fondante**. Ajoutons que, dans tous les cas, l'injection à grande eau antiseptisée est toujours une mesure d'hygiène utile.

Pour purifier son eau, employer l'**ANTI-SEPTOL**

La Boîte, 20 comprimés pour 20 litres. . . . **3 fr.**

---

(1) L'éponge s'emploie avec l'olive de manière à augmenter la sécurité en retenant l'olive au fond de l'organe et en interceptant toute communication, comme avec le Préservatif ovale, ainsi que nous l'avons dit précédemment.

Extinction de la Syphilis

ET DE TOUTES LES

AUTRES MALADIES VÉNÉRIENNES

Nouvelles et Merveilleuses Applications

des Méthodes Pastoriennes

*Le dernier mot de la Préservation
des Maladies Secrètes*

Sécurité

COMPLÈTE, TOTALE, ABSOLUE,

PAR LE

Tube Antidote

Antidote Vénérien

des Laboratoires de Recherches Scientifiques

17, Rue Laferrière, — PARIS

Le Tube (20 doses). — Prix : 3 fr. 50

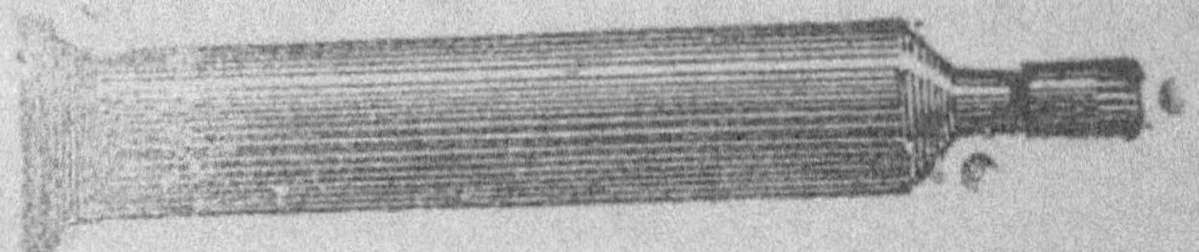

« Les maladies vénériennes et, en particulier la syphilis, sont les fléaux les plus atroces, les plus redoutables de l'espèce humaine. La syphilis empoisonne tous nos organes jusque dans leurs plus ultimes replis. C'est une affection permanente indéfinie dont les plus épouvantables manifestations éclatent, parfois, 25 ou 30 ou 50 années après l'inoculation.

« Elle se loge partout. La peau est constamment prise, dans les tissus cellulaires, elle produit des gourmes ; l'appareil locomoteur tout entier peut être lésé. Tous les os sont, tour à tour, atteints et le système nerveux est pris à chaque instant. Et ce n'est pas tout, elle peut faire incursion dans le foie, les poumons, la rate, les reins, etc., etc.

« On peut mourir de la vérole de plusieurs façons : par rétrécissement du pharynx, du rectum, par exemple ; on peut mourir par lésion hépatique, médullaire, ou même cérébrale, à la façon d'un paralytique. La syphilis est héréditaire ; elle poursuit l'individu au-delà de lui-même, dans sa postérité ; elle passe du père au fils, de la mère à l'enfant, des deux au fils ou à la fille.

« Le pronostic de la syphilis héréditaire est lamentable, affreux. La scrofule et la tuberculose en sont les dérivés directs.

« La syphilis constitue un danger social à quatre points de vue différents :

1° par les dommages individuels ;

2° par les dommages collectifs ;

3° par les conséquences héréditaires ;

4° par les dégénérescences, et l'abâtardissement qu'elle imprime à l'espèce.

« Le célèbre professeur Fournier, le Maître de

science et d'humanité, ainsi que l'appelle si juste le Dr Fiaux, écrit ceci :

« Un syphilitique est plus redoutable qu'un chien enragé, quand au mal qu'il peut faire. Un chien enragé mordra ou pourra mordre un, deux, trois passants ; grâce à Pasteur on les guérira.

« Tandis qu'un syphilitique peut servir d'origine à deux, trois, dix, quinze syphilis, dont plusieurs aboutiront certainement à la mort. Et plus loin il conclut : « Avec l'alcoolisme et la tuberculose, elle constitue ce qu'on appelle la « triade » des pestes contemporaines ».

« Alors qu'il s'est organisé contre la tuberculose et l'alcoolisme deux croisades qui seront un honneur pour notre siècle, il serait bien temps, en vérité, qu'une ligue du même ordre se constituât contre la syphilis. »

Eh bien ! pour que, selon les paroles du maître, " la syphilis soit une de ces maladies dont on peut rêver l'extinction ", il faut, non seulement l'existence d'une ligue éminemment humanitaire et philanthropique comme l'est l'UNION SANITAIRE, au bulletin de laquelle nous empruntons ce texte, il faut surtout avec le concours actif de tous ceux qui ont le devoir de veiller à la sécurité publique, au point de vue sanitaire, la diffusion universelle des moyens pratiques, énergiques et sûrs de détruire les virus et par conséquent d'éviter la contagion.

C'est encore à l'école de Pasteur que revient l'honneur de cette découverte qui constitue l'un des plus grands bienfaits que la science ait rendu à l'humanité, en soulageant ses maux et ses misères.

C'est à lafois faire œuvre de patriotisme et de philanthropie que de propager dans tous les milieux sociaux, partout où la conjonction clandestine de l'homme et de la femme est susceptible de se produire.

Le meilleur moyen, dit-on, d'éviter la vérole est de ne pas s'y exposer ; mais combien sont nombreux et nombreuses ceux et celles qui s'y exposent sans le

savoir, alors que les apparences trompeuses d'une
santé parfaite inspirent la plus grande confiance.

Destruction des virus infectants

Pas un seul des virus inocu'ateurs des maladies
vénériennes — syphilis, blennorrhagie, végétations,
etc.) — ne résiste à *l'antidote* vénérien exactement
approprié aux besoins de destruction des microbes.

Il est préférable de détruire le microbe morbide
avant son inoculation.

C'est là une raison essentielle qui le fera admettre
far tous ceux qui ont le souci de leur santé, de leur
famille et de leurs enfants.

Puisse le spectre hideux de l'impure contagion se
présenter à l'esprit de tous ceux que les besoins des
fonctions organiques poussent dans les bras de la
prostitution, et leur rappeler que l'antidote vénérien est le seul protecteur capable d'assurer l'immunité la plus parfaite, la sécurité la plus absolue.

Toute personne dont la muqueuse est garantie
par l'antidote devient absolument invulnérable.

DESCRIPTION ET MODE D'EMPLOI

L'ANTIDOTE VÉNÉRIEN est contenu dans un élégant
Tube en étain, muni à son extrémité d'une canule
fixe à injection recouverte d'un étui à frottement
qui le ferme hermétiquement.

Le tube, de la grosseur d'un crayon, a 12 centimètres de longueur. Il est facile à dissimuler dans les
poches de ses vêtements ; il est ni lourd ni embarrassant et il réunit toutes les conditions pratiques
de commodité, discrétion, facilité d'usage, etc., sus-

ceptibles de le rendre autant agréable qu'indispensable à tout le monde sans compter qu'il permet de
s'abandonner agréablement au plaisir par la
quiétude provenant de la sécurité qu'il assure.

Pour s'en servir, il suffit d'introduire la canule
dans le canal de l'urètre comme on fait avec une se-
ringue à injection ordinaire et de presser légèrement
à l'extrémité du tube.

Cette pression, qu'il s'agisse d'introduire l'antidote à l'entrée du canal de l'urètre ou de le répandre à
l'extérieur sur la muqueuse, doit être très légère
pour ne pas le gaspiller sans utilité. La grosseur
d'une lentille à l'intérieur et d'une noisette à l'extérieur suffit pour protéger contre toute atteinte
infectieuse.

Sous l'influence de la chaleur du corps, *l'Antidote*
fond aussitôt. Il faut avoir soin de l'étendre avec le
doigt sur toute la surface extérieure, susceptible d'ê-
tre contaminée.

C'est alors une véritable digue exterminatrice
et impénétrable, quoique invisible, qui se trouve
ainsi protéger l'individu contre les virus infectants,
quelle que soit du reste l'étendue du danger vénérien auquel il s'expose.

« En résumé, voici comment il faut procéder.
« *Avant* ou *Après*, une soigneuse ablution à l'eau
« ordinaire suivie de l'application d'une légère cou-
« che d'antidote sur toute la surface susceptible
« d'être contaminée et d'une petite projection à
« l'intérieur du canal pour que la protection ait lieu
« extérieurement et intérieurement les virus, surtout
« les gonocoques de la blennorraghie ou chaude-pis-
« se, pénétrant très fréquemment pendant l'acte à
« l'entrée du meat urinaire. »

Nous disons avant *OU* après, attendu que si, pour
des raisons quelconques, l'homme ne peut ou ne
veut pas employer préalablement l'Antidote, il lui
est loisible de l'appliquer deux ou trois heures après
l'acte pour s'assurer une immunité tout aussi parfaite. — Que l'application ait lieu *avant* ou qu'elle

44

ait lieu *après*, la sécurité est toujours aussi complète
et toujours aussi absolue, s'il ne s'est pas écoulé
plus de trois heures entre l'application et le contact
infectieux.

La femme emploiera dans les mêmes conditions
« l'*Antidote* » plus facilement avec une petite *Eponge Mignonnette* qu'elle aura d'abord
imprégnée d'Antidote et qu'elle introduira ensuite
dans le vagin en la poussant avec le doigt aussi
loin que possible. En pénétrant l'éponge dépose sur
les parois vaginales une couche d'Antidote protec-
trice qui la préserve de toute contagion syphilitique ou bienorrhagique exactement comme pour
l'homme.

Il est donc bien entendu que grâce à *l'Antidote*, l'espèce humaine est désormais protégée
d'une manière efficace et infaillible contre cette
pourriture syphilitique, et que les générations futures
ne seront plus menacées d'être écrasées sous le
poids de viscères en lambeaux.

Mais, pour aboutir, il faut, avec l'accueil bienveillant des autorités compétentes qui nous est acquis, les renforts approbatifs et démonstratifs de la
population menacée.

Adressant notre appel au cœur et à la raison des
pères et des mères, à tous ceux que doit avant tout
préoccuper le sang de leurs enfants, — de nos sol-
dats — à tous les citoyens qui ont la poignante inquiétude de la mortalité vertigineuse nous les con-
vions à notre rescousse pour la propagation de notre
œuvre d'assainissement et de régénérescence humains.

Que tous vous nous aidiez à propager l'*Antidote
Vénérien* et vous aurez bien mérité de la patrie et de
la société.

Le « TUBE ANTIDOTE » contenant 20
doses complètes d' « Antidote Vénérien »,

est envoyé contre la somme de **3** fr. 50 en mandat, bon ou timbres-poste.

Laboratoires de Recherches Scientifiques

17 et 19, RUE LAFERRIÈRE, — PARIS

PRÉSERVATIFS POUR HOMMES

Le *TUBE ANTIDOTE* a été créé pour remplacer les préservatifs, mais il n'est pas moins certain que plusieurs de nos clients continueront à se servir comme par le passé de préservatif en caoutchouc ou en baudruche.

Nous garantissons ceux que nous fabriquons, comme étant les meilleurs qui existent, et en cela comme en toutes choses, nos lecteurs peuvent nous accorder leur confiance qui, nous leur en donnons l'assurance la plus formelle ne sera jamais déçue.

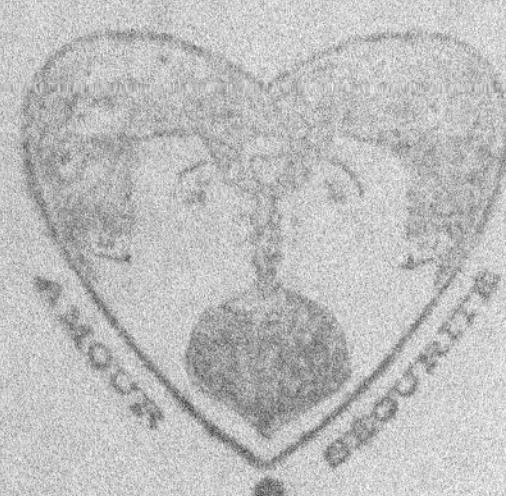

L'Indéchirable Neversplit

« Buvez sans danger
à la coupe enchantée de la vie. »

—o—

« L'INDÉCHIRABLE NEVERSPLIT » est contenu dans un très élégant carnet et chaque préservatif mis sous une enveloppe *ad hoc*.

« L'INDÉCHIRABLE NEVERSPLIT » est un préservatif de tout premier choix que nous recommandons particulièrement à nos clients.

Chaque carnet contient 6 préservatifs.

Le carnet est vendu : 1 fr. 75.

« L'Inusable »

L'**Inusable** est un préservatif en caoutchouc qui se déroule. Malgré sa résistance lui permettant *un usage de plusieurs années*, il est d'une souplesse qui n'enlève presque rien à la sensibilité. Un bourrelet placé à sa base sert à le maintenir et à le rouler en l'enlevant.

Il assure à l'homme ainsi qu'à la femme la *sécurité la plus complète et la plus absolue*. Son emploi se recommande de préférence en cas de contact douteux et suspect, et lorsque le client ne peut pas se servir du « *TUBE ANTIDOTE* ».

Avec lui l'on a rien à craindre à tous les points de vue.

Sa conservation exige qu'il soit nettoyé à l'eau ordinaire et, chaque fois, saupoudré intérieurement et extérieurement de poudre de talc ou de poudre de riz.

Prix 3 francs pièce.

Mis en carnet : 3 fr. 25.

Préservatifs
Caoutchouc Ordinaire

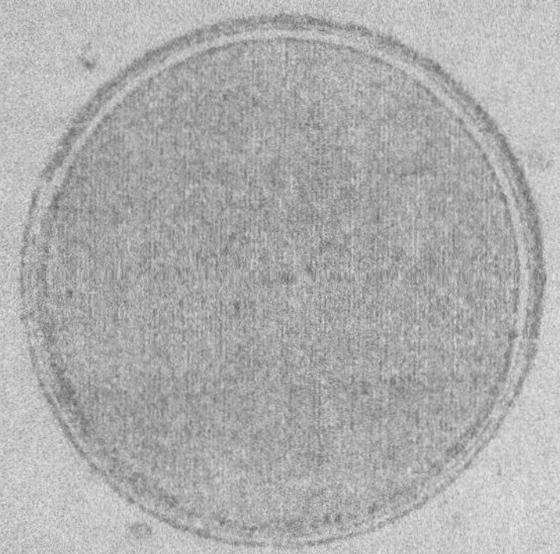

N° 1

N° 1 PRÉSERVATIF teinte blanche ou rose
la douzaine.   1 fr.

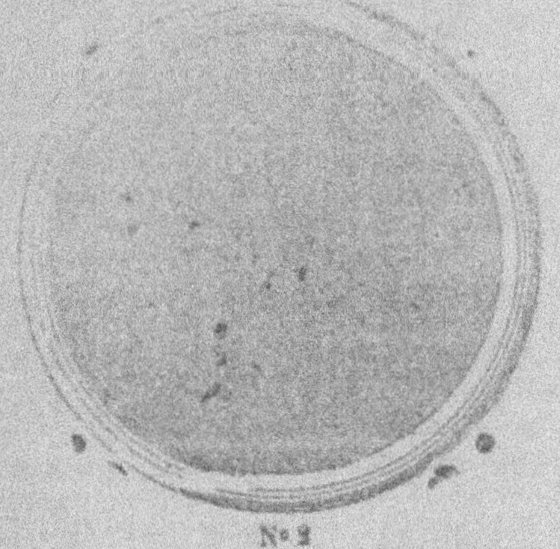

N° 2

N° 2 PRÉSERVATIF teinte blanche ou rose
la douzaine.   1 fr.50

Nº 3 PRÉSERVATIF teinte blanche ou rose
la douzaine.   2 fr.

Nº 4 PRÉSERVATIF teinte blanche ou rose
la douzaine. 2 fr. 75

Nº 5 PRÉSERVATIF teinte blanche ou rose
la douzaine.   3 fr.

Bonnet fin-de-siècle

Le bonnet fin-de-siècle est un préservatif qui ne recouvre que l'extrémité : Un rebord élastique le maintient en position.

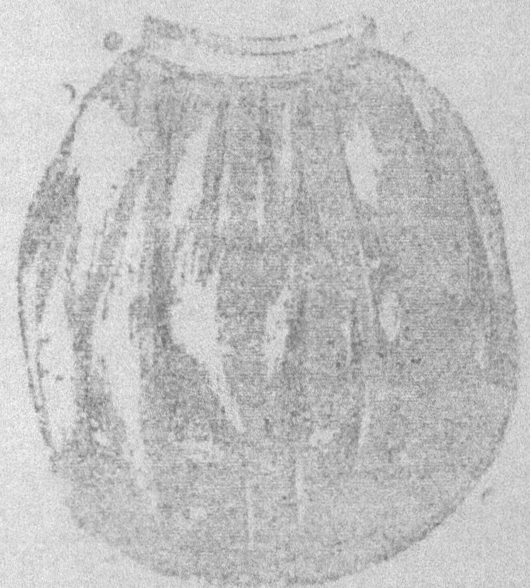

La pièce, 0 fr. 25. — La douzaine, 2 fr.

Préservatif à réservoir

Ce préservatif se déroule comme le préservatif ordinaire, mais il a l'avantage d'être muni à son extrémité d'une poche dans laquelle se loge la semence et d'éviter ainsi les engorgements et les fatigues qu'occasionnent les préservatifs ordinaires lesquels en fermant le méat urinaire retiennent le liquide dans le canal de l'urètre, voir fig. ci-contre page 47.

La douzaine, 3 fr.

Les Préservatifs dont les prix suivent sont de Qualité supérieure à ceux livrés d'ordinaire dans le commerce. Nous nous sommes appliqués à réunir ces trois qualitésessentielles: ÉLASTICITÉ, FINESSE et SOLIDITÉ.

Préservatifs en Caoutchouc soie sans soudure. — Qualité supérieure

le douz.

PRÉSERVATIF teinte blanche............ 3 fr. 00
»   »   orange.............. 3 fr. 00

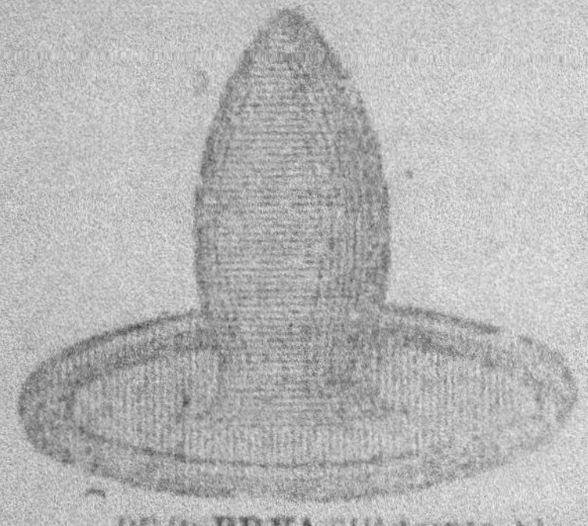

teinte orange à
réservoir..... 4 fr. 00

PRÉSERVATIF teinte blanche, bout
rose renforcé.   5 fr. 00

RECOMMANDÉS

PRÉSERVATIF teinte beige, imitation
peau de crocodile......   10 fr. 00

PRÉSERVATIF teinte imitat. peau crocodile et à réservoir........   12 fr. 00

Nous livrons nos préservatifs caoutchouc soie sans soudure dans les boîtes fantaisies.
Prix des boîtes :   0 fr. 50

Fantaisies et Objets contenant
Un Préservatif en Caoutchouc dilaté

La plus élégante, la plus charmante façon de présenter les Préservatifs consiste à les dissimuler dans une fleur. La violette, fleur discrète, par excellence, convient d'autant mieux à ce genre de présentation que l'imitation est parfaite et qu'un bouquet de violettes artificielles, contenant des Préservatifs, peut être porté à la boutonnière sans qu'il soit possible de distinguer le subterfuge, tant les fleurs sont fraiches et imitent à s'y méprendre le naturel.

Les Préservatifs sont ainsi dissimulés de la façon la plus plaisante et la plus pratique.

Nous les recommandons tout particulièrement à nos clients, qui pourront s'en servir comme de farce et d'attrape à l'occasion, avec la certitude d'obtenir un vrai succès de gauloise plaisanterie.

Boutons de violettes contenant chacun un Préservatif

La demi-douzaine, 2 fr. 25. — La douzaine, 3 fr. 50.

Noix, noisettes, amandes, dragées, pralines, crottes de chocolat, cigarettes.   la douzaine.   2 . 50

Paquet de cigarettes, imitant les cigarettes à fumer, contenant 12 Préservatifs no 1. le paquet.   2 f. 25

    —   —   no 2.   —   2 f. 50

    —   —   no 3.   —   3 f. »

Les nos 4 et 5 étant trop grands, ne peuvent être mis en paquets de cigarettes

Etui mythologique (très intéressant) contenant 6 cigarettes.   l'étui...   1 f. 2

Boite d'allumettes contenant 6 cigarettes la boîte.   1 f. 25

    —   —   —   12   —   —   2 f. 50

    —   —   —   12   —   —   3 . »

Portefeuille Tour Eiffel, conten. 12 cigarettes le portef.   3 f. »

Pièces de cent sous et de cent francs, contenant chacune un préservatif.   la douzaine.   3 f. »

Etui transparent (très curieux), contenant 6 cigarettes l'étui.   1 f. 50

Paquet de cigarettes Ninas Albanas, contenant 12 cigarettes, enveloppes de papier argent ou or.   le paquet .   2 f. 50

Paquet de cigarettes aux armoiries de toutes nations, contenant 12 cigarettes.   le paquet.   2 f. 50

Carnet de bal, contenant 12 cigarettes. le carnet.   2 f. 50

Fruits assortis : fraises, cerises, carottes, prunes, abricots, etc., 1 préservatif.   la douzaine.   3 f. 50
—   —   —   —   les six.   2 f.

Boutons et fleurs d'oranger, contenant chacun préservatif (2 f. 25 la 1/2 douzaine)   la douzaine.   3 f. 50

Boutons et fleurs de roses contenant chacun 1 préservatif (2 fr. 25 la 1/2 douzaine).   la douzaine.   3 f. 50

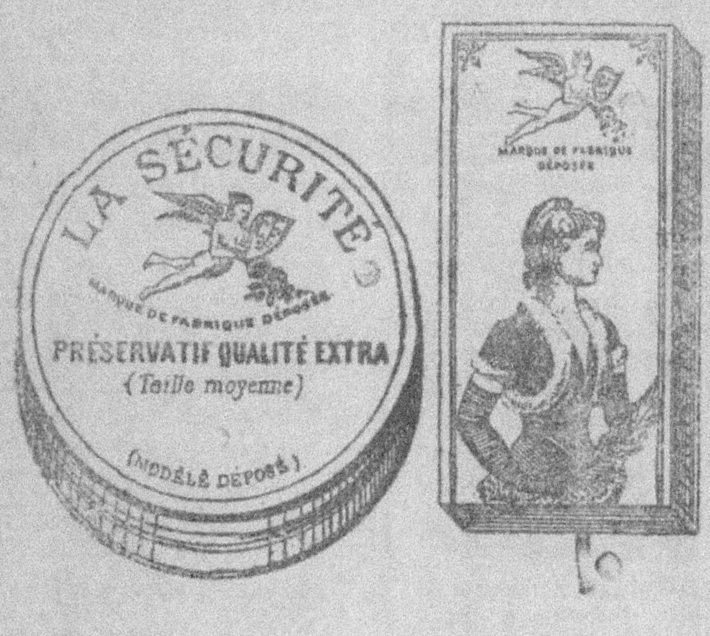

1   2

3

Etui, cigares de la Havane, contenant 12 ciga-
rettes de dames.   l'étui. 2 f 50

Nota Bene. — Tous ces objets renferment des préservatifs n° 2, c'est-à-dire de bonne qualité et de grandeur moyenne,
et dont on peut se servir, au lieu de contenir, comme on le voit
souvent, des préservatifs cassés et percés, dont on ne peut rien
faire.

Les objets qui peuvent être vendus à la pièce et par moins de
six, subissent une augmentation de 10 centimes l'un.

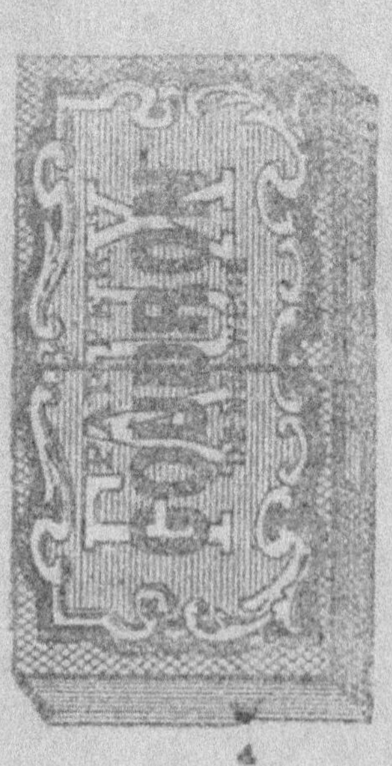

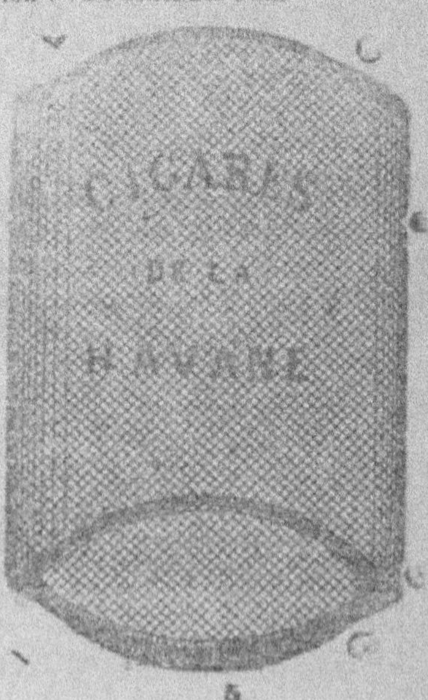

4   5

Préservatifs en Baudruche (Incassables)

Baudruche blanche, toutes grandeurs, qual. ordinaire 2 fr. 50 la douz. Les 6 douzaines.   13 fr. »

Baudruche blanche, toutes grandeurs, demi-fins. 3 fr. la douzaine. Les 6 douzaines.   15 fr. »

Baudruche blanche, toutes grandeurs, fins. 4 fr. la douz. Les 6 douzaines.   20 fr. »

Baudruche blanche, recommandés, très-fins. 5 fr. la douzaine. Les 6 douzaines.   25 fr. »

Baudruche blanche, recommandés, forts. 6 fr. la douz. Les 6 douzaines.   30 fr. »

Baudruche blanche, qualité supérieure, extra. 8 fr. la douzaine. Les 6 douzaines.   40 fr. »

Baudruche blanche, recommandés, extra-fins. 10 fr. la douzaine. Les 6 douzaines.   50 fr. »

Ces préservatifs ne peuvent être roulés en rond comme ceux en caoutchouc, ils sont donc livrés pliés en long, mais les grandeurs correspondent absolument aux autres. Le client n'a donc qu'à nous indiquer la qualité de la baudruche qu'il désire et comme taille, l'une des 4 grandeurs de ceux en caoutchouc.

Ces préservatifs en baudruche ont l'avantage de ne presque pas supprimer la sensibilité de l'épiderme, mais il faut prendre pour cela des qualités supérieures de 5, 6, 8 ou 10 francs.

Nous recommandons tout spécialement notre qualité d'extra-fins à 10 francs la douzaine. D'une solidité absolument garantie, ces préservatifs s'adaptent admirablement et leur finesse est telle que l'on ne s'aperçoit même pas que l'on a un préservatif.

Mode d'emploi. — Couvrir l'organe et mouiller légèrement la baudruche pour qu'elle adhère bien. Il faut avoir soin de choisir toujours la baudruche un peu plus grande que la taille de l'organe, car elle se rétrécit beaucoup en la mouillant.

Pour la première fois

Le Philtre qui triomphe de l'impuissance vient d'être découvert

---

Le Philtre Viril est une préparation sérieuse, due aux travaux et aux recherches des savants éminents de l'*Institut Scientifique et Médical de France*.

Le Philtre Viril agit avec une puissance extraordinaire. Les effets sont immédiats et durables. Les organes affaiblis, épuisés, reprennent sur le champ la vigueur robuste de la jeunesse.

Le Philtre Viril est, en outre, inoffensif, il agit sans le moindre danger.

Le Philtre Viril est bienfaisant, salutaire et, de plus, infaillible.

Le Philtre Viril agit sur la femme avec une égale intensité.

Il n'existe pas un seul produit pouvant être comparé au « Philtre Viril » par son efficacité certaine et immédiate sur les désirs de la femme et sur les forces de l'homme.

Prix : 5 francs.

L'ANTI-SEPTOL

L'ANTI-SEPTOL, présenté sous forme de tablettes est le plus puissant des anti-septiques connus ; il remplace le sublimé qui est corrosif, et par conséquent dangereux. L'ANTI-SEPTOL s'emploie en injections vaginales et dans tous les cas où il s'agit d'exercer l'antiseptie. L'usage de L'ANTI-SEPTOL est maintenant général et tous les médecins n'emploient plus autre chose.

La boîte, 20 tablettes pour 20 litres d'eau **3 fr** franco par poste.

Avant Mariage

Rien n'est plus moral que d'assurer le bonheur conjugal et c'est ce bonheur que nous assurons à toutes celles que tourmentent des inquiétudes motivées.

Éviter les déceptions, faire naître la confiance c'est protéger l'amour et la famille.

Nous répondons discrètement à toute demande de renseignements sur le seul moyen de reconstituer l'état des organes et de donner l'apparence de la réalité par notre Méthode Virginale.

Bourrelet Protecteur

La femme a parfois à souffrir dans ses rapprochements pour des raisons que ce Bourrelet fait disparaître.

Une trop grande pénétration provoque toutes sortes d'accidents tels que descente de matrice, qu'il est indispensable d'éviter avec le *Bourrelet*.

Prix : Cinq francs

Musellère de Chasteté

Pendant la période aigüe de la Blennoraghie, les érec-

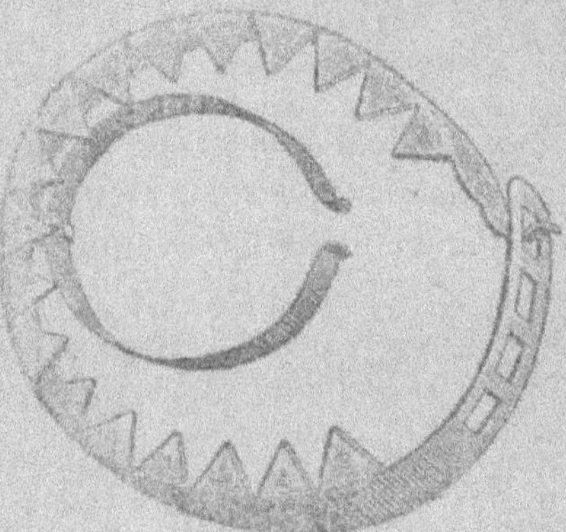

tions sont extrê-
mement douloureu-
ses. Cet appareil
les empêche de se
produire. Il est en
outre indispensa-
ble à tous ceux
qui font vœu de
chasteté ou qui ont
des pollutions noc-
turnes involontai-
res et par cela mê-
me tres déprimen-
tes.

Prix : **5 fr.**

Dilatateur

Les organes trop étroits nécessitent parfois des dilatateurs artificiels pour éviter des accidents ou des douleurs intolérables. — Nous fabriquons sur commande des
DILATATEURS PNEUMATIQUES permettant des dilata-
tions progressives parfaitement indolores.

Leur emploi est souvent indispensable, mais toujours
conseillé par la sagesse et la prudence pour éviter toute
brutalité dont les conséquences d'ordres divers sont dé-
sastreuses.

Prix du Dilatateur avec Pompe pneumatique : **25 francs.**

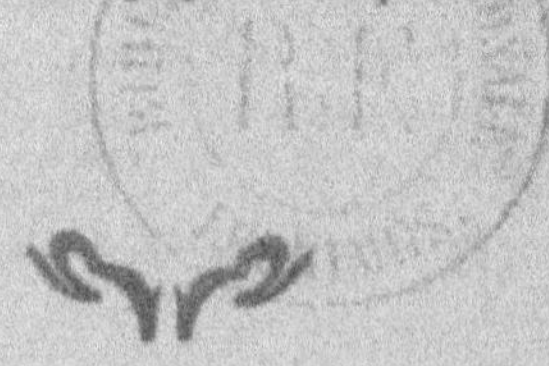